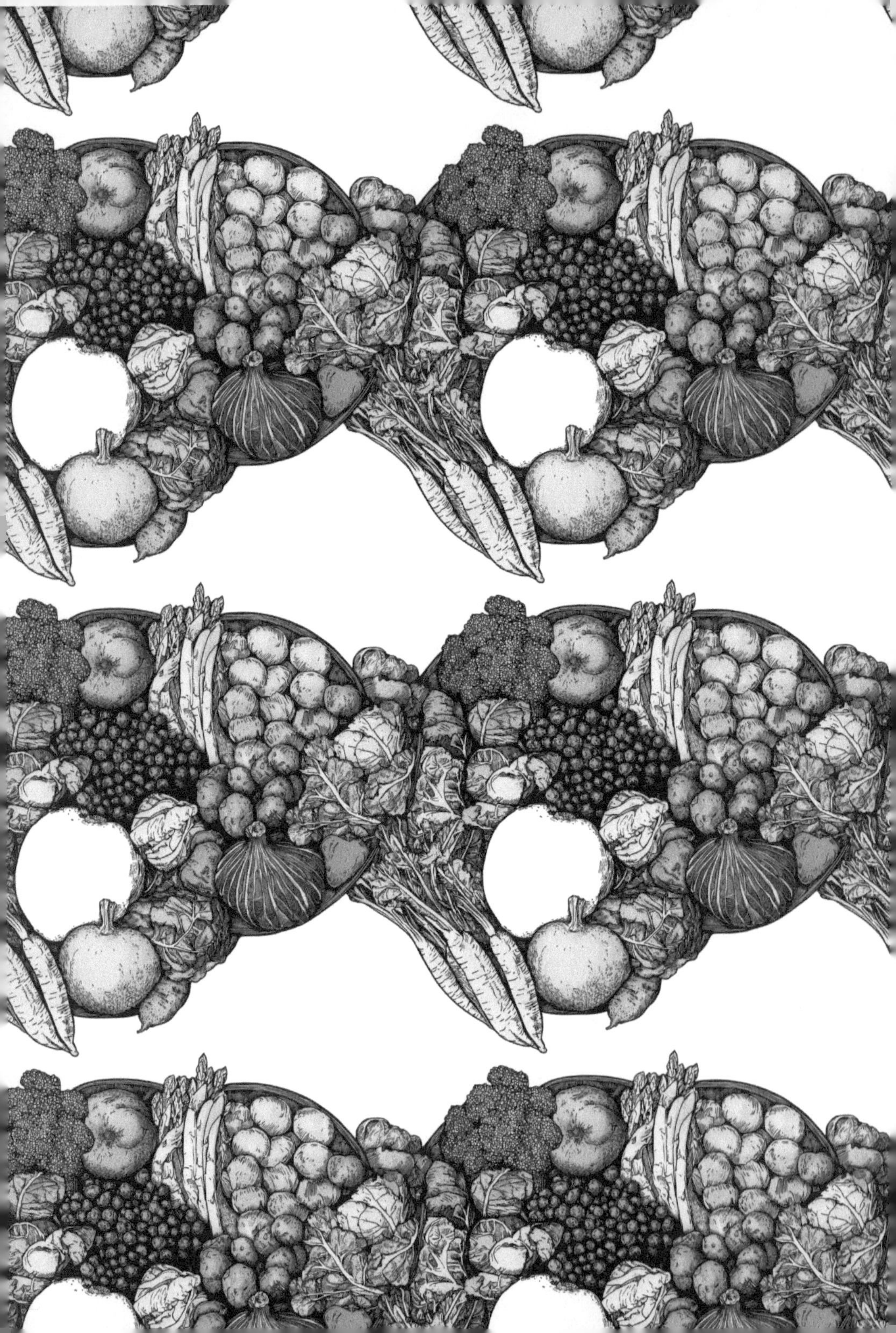

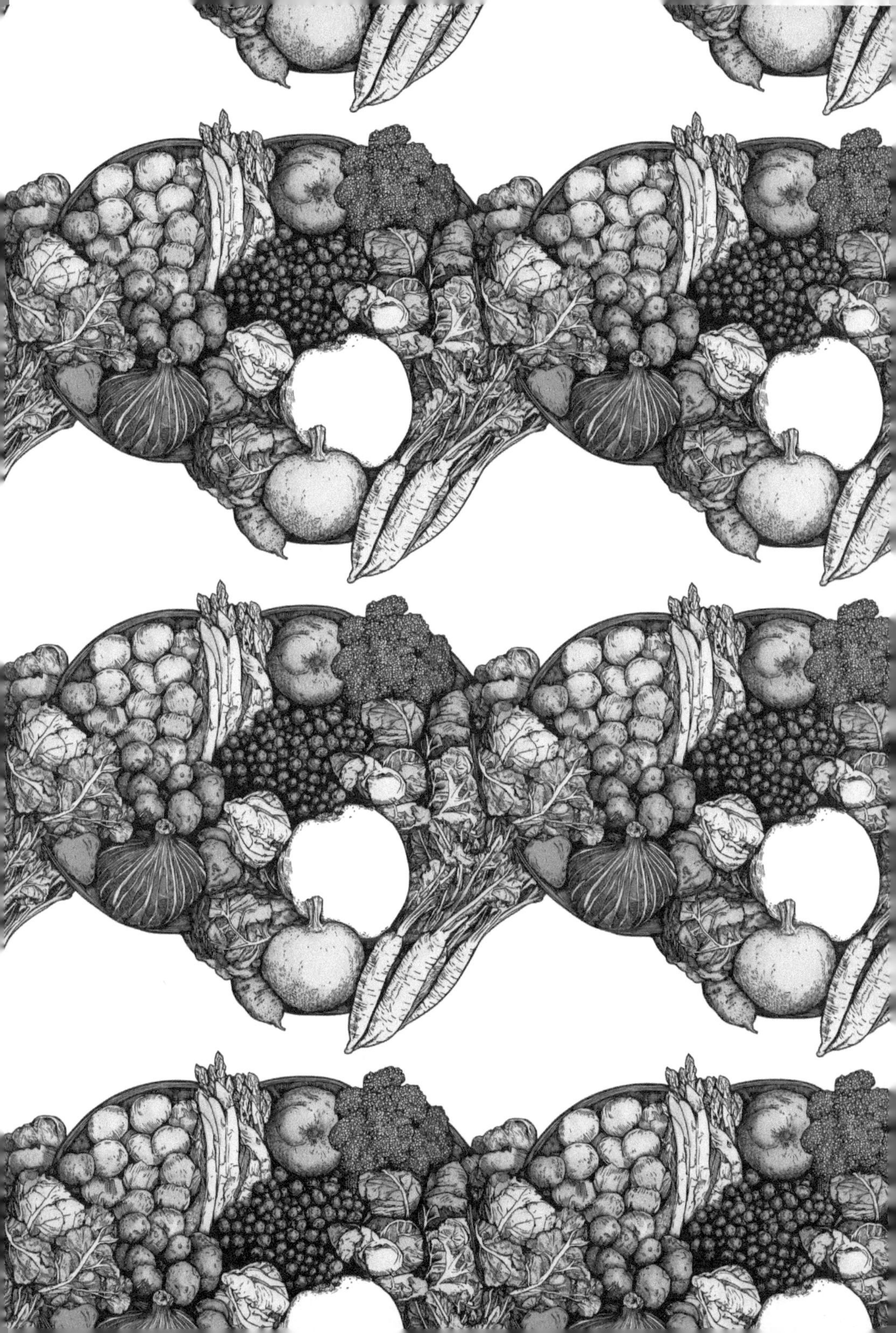

Aviso legal

Saage Media GmbH
c/o SpinLab – The HHL Accelerator
Spinnereistraße 7
04179 Leipzig, Germany
E-Mail: contact@SaageMedia.com
Web: www.SaageMedia.com
Commercial Register: Local Court Leipzig, HRB 42755 (Handelsregister: Amtsgericht Leipzig, HRB 42755)
Managing Director: Rico Saage (Geschäftsführer)
VAT ID Number: DE369527893 (USt-IdNr.)

Editorial: Saage Media GmbH
Publicación: 02.2025
Diseño de portada: Saage Media GmbH
ISBN Tapa blanda (es): 978-3-384-52674-8
ISBN Ebook (es): 978-3-384-52675-5

Legal / Avisos

Los enlaces externos y las referencias a fuentes enumerados en este libro fueron verificados al momento de la publicación. El autor no tiene influencia sobre los diseños y contenidos actuales y futuros de las páginas vinculadas. El proveedor del sitio web vinculado es el único responsable de los contenidos ilegales, incorrectos o incompletos, así como de los daños que surjan del uso o no uso de la información, no quien hace referencia a la publicación respectiva a través de enlaces. Todas las fuentes externas utilizadas se enumeran en la bibliografía. A pesar del cuidadoso control del contenido, no asumimos ninguna responsabilidad por el contenido de fuentes externas. Los operadores de las fuentes citadas son los únicos responsables de su contenido. Las imágenes y fuentes de terceros están marcadas como tales. La reproducción, procesamiento, distribución y cualquier tipo de explotación fuera de los límites de los derechos de autor requieren el consentimiento por escrito del autor o creador respectivo.
Este libro ha sido traducido del alemán. No se pueden descartar completamente las desviaciones del original o los errores de traducción. Todas las fuentes citadas en el libro están disponibles en inglés. No asumimos ninguna responsabilidad por inexactitudes o malentendidos de contenido que puedan surgir por la traducción.
Los datos de los diagramas que no están marcados explícitamente con una fuente no se basan en estudios, sino que son suposiciones no vinculantes para una mejor visualización.
Este libro fue creado utilizando Inteligencia Artificial (IA) y otras herramientas. Entre otras cosas, se utilizaron herramientas para la investigación, la escritura/edición y la generación de ilustraciones decorativas. A pesar del control, no se pueden descartar completamente los errores. Nos gustaría enfatizar que el uso de la IA sirve como herramienta de apoyo para proporcionar a nuestros lectores una experiencia de lectura de alta calidad e inspiradora.

Las referencias y citas contenidas en este libro han sido cuidadosamente investigadas y reproducidas en su significado. La interpretación y presentación del contenido citado refleja la comprensión del autor y no necesariamente corresponde con la intención u opinión de los autores originales. Para las citas parafraseadas, las declaraciones principales de las fuentes originales se han incorporado al contexto de esta obra según el mejor saber y entender, pero pueden desviarse de las formulaciones originales y matices de significado debido a la transferencia y simplificación. Todas las fuentes utilizadas están completamente listadas en la bibliografía y pueden leerse allí en el original. La responsabilidad de la interpretación y la incorporación contextual del contenido citado recae en el autor de este libro. Para preguntas científicas e información detallada, se recomienda consultar las fuentes originales. El autor se ha esforzado por presentar temas científicos complejos de manera generalmente comprensible. No se pueden excluir simplificaciones y generalizaciones. No se puede garantizar la exactitud técnica y la integridad de las presentaciones simplificadas. La reproducción parafraseada de citas y hallazgos científicos se realiza conscientemente cumpliendo con la ley de citas según § 51 UrhG y todas las disposiciones relevantes de derechos de autor de otros países. Al simplificar, transferir y posiblemente traducir contenido científico a un lenguaje generalmente comprensible, se pueden perder matices de significado y detalles técnicos. El autor no reclama derechos sobre las obras citadas y respeta todos los derechos de autor de los autores originales. Si se detecta un uso no autorizado, el autor solicita ser notificado para tomar las medidas apropiadas. Para fines académicos y cuando se utiliza como referencia científica, se recomienda expresamente consultar las fuentes originales. La presentación simplificada sirve exclusivamente para información científica popular.

La información contenida en este libro sobre la alimentación en enfermedades de la tiroides, especialmente en el caso de la tiroiditis de Hashimoto y la enfermedad de Graves, ha sido cuidadosamente investigada y revisada. Sin embargo, no se pueden excluir completamente los errores. Las recomendaciones dietéticas y recetas presentadas no garantizan una mejora en el estado de salud. Este libro no sustituye la asesoría médica profesional, el diagnóstico o el tratamiento. Antes de implementar las recomendaciones dietéticas y de realizar cambios en su alimentación, consulte a su médico tratante o a un nutricionista calificado, especialmente si está tomando medicamentos o padece otras limitaciones de salud. El efecto de los alimentos, jugos y comidas descritos puede variar de manera individual. Si experimenta molestias o intolerancias, interrumpa su uso de inmediato y busque asesoría médica. Todas las recetas y recomendaciones dietéticas han sido elaboradas con el mejor conocimiento disponible al momento de la impresión. Nuevos hallazgos científicos en el ámbito de la nutrición tiroidea pueden llevar a recomendaciones diferentes. Los nombres de marcas y marcas registradas de suplementos alimenticios o alimentos especiales son propiedad de sus respectivos titulares de derechos. Las referencias a estudios científicos y literatura adicional se encuentran en el apéndice del libro.

Bendis Saage

Nutrición para la Tiroides: Guía Completa de Alimentación para Hipotiroidismo e Hipertiroidismo

Plan nutricional para Hashimoto y Basedow con recetas de zumos curativos y alimentos ricos en yodo, selenio y vitaminas esenciales

85 Fuentes
41 Diagramas
73 Imágenes
7 Ilustraciones

Queridos lectores,

les agradecemos de corazón que hayan elegido este libro. Con su elección, no solo nos han brindado su confianza, sino también parte de su valioso tiempo. Lo apreciamos mucho.

Las enfermedades de la tiroides afectan a millones de personas, y la alimentación adecuada juega un papel clave en el tratamiento. Ya sea Hashimoto o enfermedad de Graves: la selección de los alimentos correctos puede aliviar los síntomas y apoyar significativamente el éxito de la terapia. Pero, ¿qué nutrientes son realmente importantes y qué alimentos deben evitarse? Este manual práctico ofrece estrategias nutricionales fundamentadas para ambas formas de enfermedad. Con más de 50 recetas prácticas para jugos ricos en nutrientes y comidas adecuadas para la tiroides, los afectados pueden optimizar su alimentación de manera específica. Especialmente valioso: las detalladas tablas de nutrientes y el planificador de alimentación estacional ayudan a integrar las recomendaciones directamente en la vida cotidiana. Toma el control de tu salud: con esta guía nutricional basada en la ciencia como compañero confiable en tu camino hacia un mayor bienestar.

Esta guía le proporciona información comprensible y práctica sobre un tema complejo. Gracias a herramientas digitales desarrolladas internamente que también utilizan redes neuronales, pudimos realizar investigaciones exhaustivas. El contenido se ha estructurado de manera óptima y desarrollado hasta la versión final para proporcionarle una visión general bien fundamentada y de fácil acceso. El resultado: obtiene una visión integral y se beneficia de explicaciones claras y ejemplos ilustrativos. El diseño visual también se ha optimizado mediante este método avanzado para que pueda captar y utilizar la información rápidamente.

Nos esforzamos por la máxima precisión, pero agradecemos cualquier indicación de posibles errores. Visite nuestro sitio web para encontrar las últimas correcciones y adiciones a este libro. Estas también se incorporarán en futuras ediciones.

¡Esperamos que disfrute leyendo y descubriendo cosas nuevas! Si tiene sugerencias, críticas o preguntas, esperamos sus comentarios. Solo mediante el intercambio activo con ustedes, los lectores, las futuras ediciones y obras podrán ser aún mejores. ¡Manténgase curioso!

Bendis Saage

Saage Media GmbH - Equipo

- www.SaageBooks.com/es
- support@saagemedia.com
- Spinnereistraße 7 - c/o SpinLab – The HHL Accelerator, 04179 Leipzig, Germany

Acceso rápido al conocimiento

Para garantizar una experiencia de lectura óptima, nos gustaría familiarizarle con las características principales de este libro:

- **Estructura Modular:** Cada capítulo es independiente y puede leerse sin depender de los demás.
- **Investigación Exhaustiva:** Todos los capítulos se basan en una investigación exhaustiva y están respaldados por referencias científicas. Los datos mostrados en los diagramas sirven para una mejor visualización y se basan en suposiciones, no en los datos proporcionados en las fuentes. Una lista completa de fuentes y créditos de imágenes se encuentra en el apéndice.
- **Terminología Clara:** Los términos técnicos subrayados se explican en el glosario.
- **Resúmenes de Capítulos:** Al final de cada capítulo, encontrará resúmenes concisos que le dan una visión general de los puntos clave.
- **Recomendaciones Concretas:** Cada subcapítulo concluye con una lista de consejos específicos para ayudarle a poner en práctica lo aprendido.

Materiales adicionales de bonificación en nuestro sitio web

En nuestro sitio web, planeamos poner a su disposición los siguientes materiales exclusivos:

- Contenido adicional y capítulos extra
- Un resumen general compacto
- Una versión de radioteatro. (En planificación)

El sitio web está actualmente en construcción.

www.SaageBooks.com/es/
nutricion_para_problemas_de_tiroides-bonus-P6551M

Índice

1. Fundamentos de la nutrición para la tiroides

¿Sabía que la tiroides necesita nutrientes en cantidades precisamente ajustadas a diario para funcionar de manera óptima? La alimentación juega un papel central en las enfermedades de la tiroides y puede aliviar significativamente los síntomas. Mientras que algunos alimentos apoyan la producción hormonal, otros pueden perturbarla de manera sensible. Con un conocimiento fundamentado sobre las interrelaciones entre la alimentación y la función tiroidea, se puede optimizar el plan de comidas de manera específica. En este capítulo, descubrirá qué alimentos apoyan su tiroides y cuáles debería evitar.

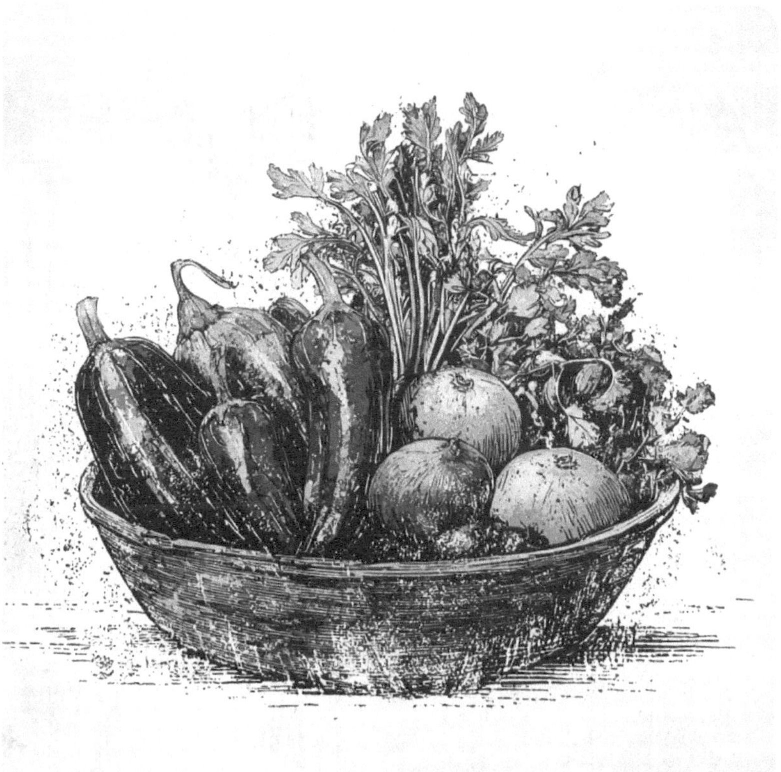

1. 1 Nutrientes y minerales

Yodo, selenio, zinc y hierro: estos nutrientes juegan un papel crucial en la salud de la tiroides. Tanto una deficiencia como un exceso pueden afectar la producción hormonal y, por ende, todo el metabolismo, llevando a diversas molestias. Una ingesta óptima de nutrientes puede influir positivamente en Hashimoto y Graves, pero encontrar el equilibrio adecuado es fundamental. Siga leyendo y descubra cómo puede ajustar su dieta de manera específica.

Para un funcionamiento óptimo de la tiroides, es crucial una adecuada provisión de yodo, selenio, hierro y zinc, ya que tanto una deficiencia como un exceso pueden tener efectos negativos.

Optimizar el suministro de yodo

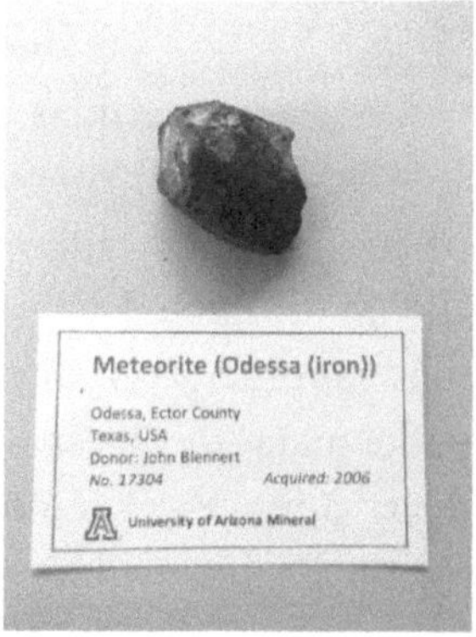

Hierro [i1]

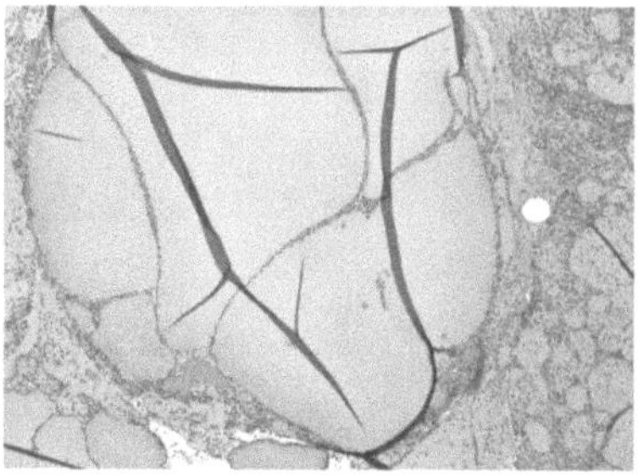

bocio [i2]

El yodo es esencial para la formación de las hormonas tiroideas T3 (triyodotironina) y T4 (tiroxina) [s1]. Una deficiencia de yodo puede llevar a un agrandamiento de la tiroides (bocio) y a una hipotiroidismo [s1]. Inversamente, un exceso de yodo puede favorecer enfermedades autoinmunes de la tiroides [s1]. Por lo tanto, el suministro de yodo debe ser adecuado a las necesidades. La ingesta diaria de yodo para adultos es de 150 μg [s2]. Las mujeres embarazadas y lactantes requieren 250 μg y 200 μg de yodo al día, respectivamente, debido a la mayor demanda [s3] [s4]. Una deficiencia de yodo durante el embarazo puede afectar el desarrollo cognitivo del niño [s2]. Las lactantes también deben optimizar su ingesta de yodo, ya que la concentración de yodo en la leche materna depende directamente de la ingesta materna de yodo [s4]. Si la ingesta de yodo a través de la dieta es insuficiente, puede ser útil la suplementación, especialmente para mujeres que desean quedar embarazadas, embarazadas y lactantes [s5] [s3]. Una dieta equilibrada que incluya alimentos ricos en yodo, como pescado y sal yodada, contribuye a un suministro adecuado de yodo [s2] [s3]. La deficiencia de yodo puede afectar negativamente la fertilidad, ya que las hormonas tiroideas interactúan con las hormonas reproductivas y un desequilibrio hormonal puede interrumpir la ovulación [s5] [s6]. Además de la sal yodada, la ingesta de yodo puede mejorarse mediante el consumo de pescado de mar, productos lácteos y huevos. Al mismo tiempo, es recomendable reducir el consumo de alimentos goitrogénicos como verduras crucíferas crudas (por ejemplo, col, brócoli) y productos de soja, o cocinarlos para disminuir su efecto goitrogénico [s7]. Un suministro adecuado de selenio, hierro y zinc también apoya la función tiroidea [s2] [s1]. El selenio actúa como cofactor para las enzimas involucradas en la conversión de T4 en el más activo T3 [s1]. La deficiencia de hierro puede aumentar el riesgo de enfermedades tiroideas durante el embarazo [s2]. El zinc es importante para la activación de los receptores de T3 [s1]. Una dieta equilibrada rica en vitaminas, minerales y oligoelementos es fundamental para una función tiroidea saludable.

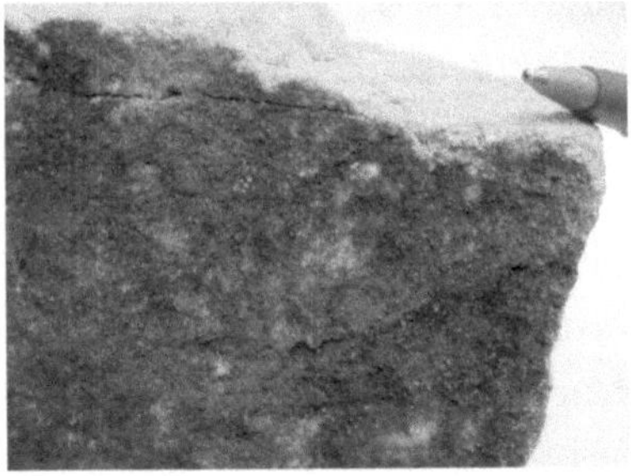

Selenio [i3]

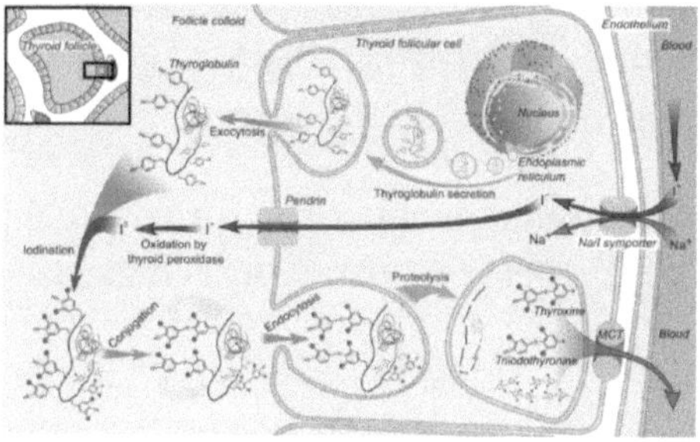

Triyodotironina [i4]

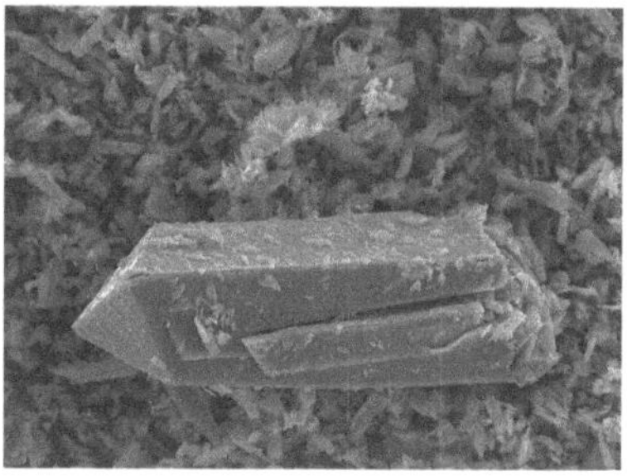

Zinc [i5]

Bueno saber

Bocio

Un bocio es un agrandamiento de la tiroides que puede ser causado por deficiencia de yodo u otros factores.

Goitrogénicos

Los goitrogénicos son sustancias que inhiben la absorción de yodo por la tiroides y pueden afectar la producción hormonal. Se encuentran en algunos alimentos como las verduras crucíferas crudas.

Hierro

El hierro es importante para la formación de glóbulos rojos y el transporte de oxígeno en el cuerpo. La deficiencia de hierro puede afectar la producción de hormonas tiroideas y llevar a anemia.

Hipotiroidismo

El hipotiroidismo se presenta cuando la tiroides no produce suficientes hormonas. Los síntomas pueden incluir aumento de peso, fatiga y estreñimiento.

Selenio

El selenio es un oligoelemento esencial que es importante para la función tiroidea, ya que apoya la conversión de T4 en T3 y protege la tiroides del estrés oxidativo.

Zinc

El zinc juega un papel en la activación de las hormonas tiroideas y apoya el sistema inmunológico. La deficiencia de zinc puede afectar la función tiroidea.

Contenido de yodo en alimentos comunes

Niveles de yodo en μg por porción

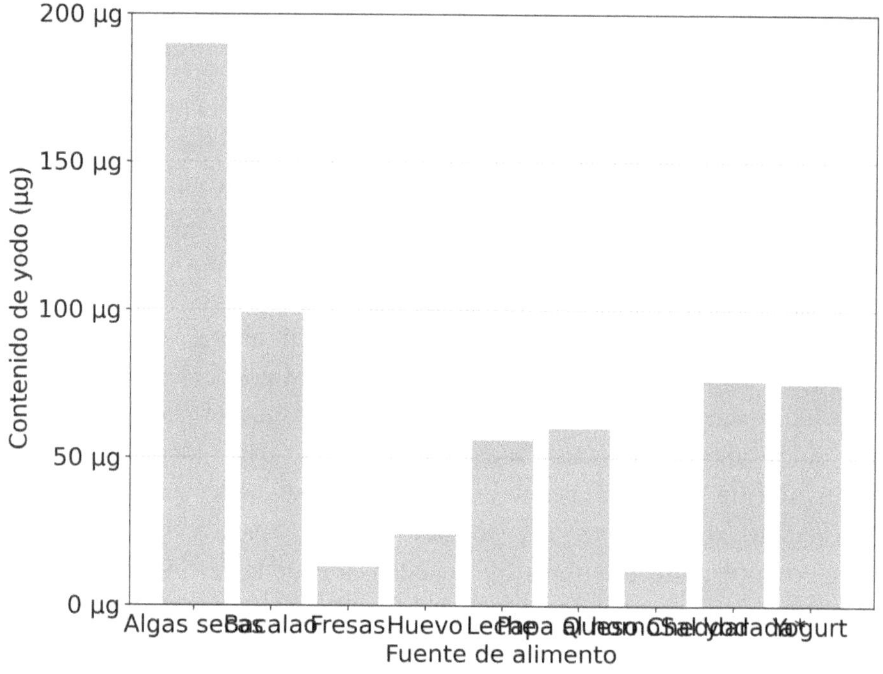

Algas secas: Algas secas (1 hoja)

Bacalao: Bacalao (85g)

Fresas: Fresas (1 taza)

Huevo: Huevo (1 grande)

Leche: Leche (1 taza)

Papa al horno: Papa al horno (1 mediana)

Queso Cheddar: Queso Cheddar (28g)

Sal yodada*: Sal yodada (1/4 cucharadita)

Yogurt: Yogurt (1 taza)

Los productos lácteos y los mariscos son generalmente buenas fuentes de yodo. La sal yodada es una fuente confiable, mientras que los alimentos de origen vegetal pueden variar significativamente. Consumir una variedad de alimentos ricos en yodo puede contribuir a una ingesta adecuada de yodo para la salud de la tiroides.

Selenio como elemento clave

El selenio desempeña diversas funciones en el organismo humano, especialmente para la tiroides. Actúa como un cofactor para las enzimas involucradas en la conversión de la hormona tiroidea tiroxina (T4) en la forma más activa triyodotironina (T3). Esta conversión es crucial, ya que T3 representa la forma activa de la hormona tiroidea en el cuerpo y es esencial para los procesos metabólicos, el crecimiento y el desarrollo. Una deficiencia de selenio puede afectar la producción de hormonas tiroideas y llevar a una función tiroidea reducida. Además, el selenio actúa como un antioxidante y protege la tiroides del estrés oxidativo causado por los radicales libres. El estrés oxidativo puede dañar las células tiroideas y provocar inflamaciones que, a su vez, pueden alterar la producción hormonal. Especialmente las mujeres que desean concebir deben prestar atención a una adecuada ingesta de selenio, ya que este oligoelemento no solo apoya la función tiroidea, sino que también influye positivamente en la calidad de los óvulos y, por ende, en la fertilidad. La acción antioxidante del selenio protege los óvulos de daños causados por radicales libres que pueden afectar la fertilidad. Aquellos que deseen aumentar su ingesta de selenio pueden hacerlo consumiendo alimentos ricos en selenio como nueces de Brasil, pescado, carne y productos integrales. Sin embargo, es importante tener en cuenta que una alta ingesta de selenio, especialmente a través de suplementos, puede provocar efectos secundarios no deseados como la caída del cabello. Por lo tanto, se recomienda una dieta equilibrada y, si es necesario, una suplementación específica en consulta con un médico. Es especialmente importante considerar la ingesta de yodo al mismo tiempo que se suplementa con selenio, ya que la interacción de ambos oligoelementos puede influir en las hormonas tiroideas.

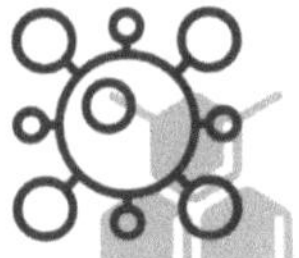

Bueno saber

Cofactor

Un cofactor es una sustancia no proteica que es esencial para la actividad biológica de una enzima. Las enzimas son proteínas que catalizan reacciones bioquímicas en el cuerpo. El selenio actúa como un cofactor para las enzimas involucradas en la conversión de hormonas tiroideas.

Estrés Oxidativo

El estrés oxidativo se produce por un desequilibrio entre los radicales libres y los antioxidantes en el cuerpo. Los radicales libres son moléculas inestables que pueden dañar las células. El selenio ayuda a reducir el estrés oxidativo en la tiroides.

Suplementación

La suplementación se refiere a la ingesta de nutrientes en forma de suplementos para compensar una deficiencia o aumentar la necesidad. La suplementación con selenio debe ser discutida con un médico para garantizar la dosis correcta.

Selenio en los alimentos

Cantidad de selenio en alimentos seleccionados

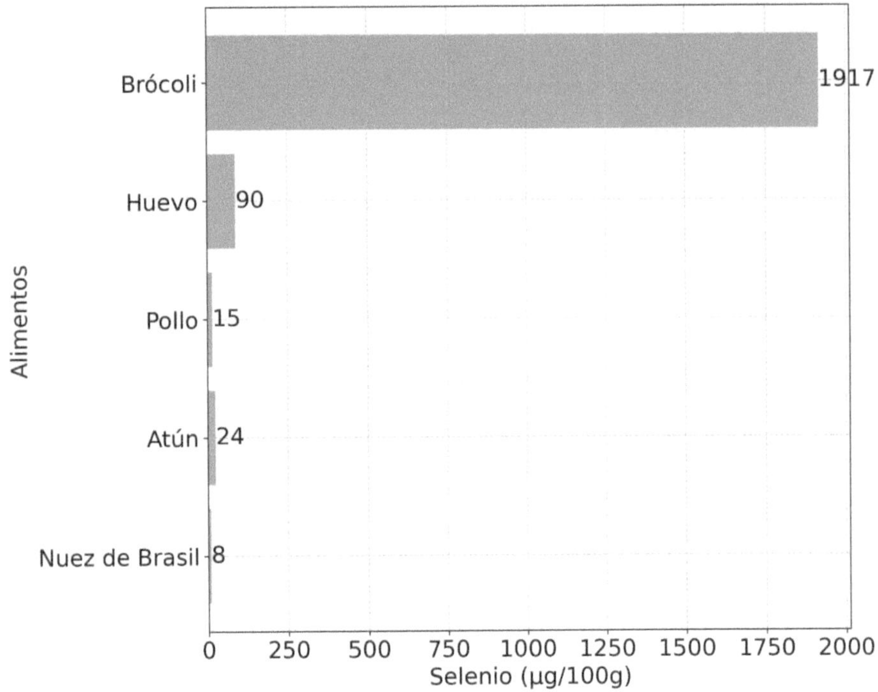

BRO: Brócoli

HUE: Huevo

NUE: Nuez de Brasil

POL: Pollo

TUN: Atún

Las nueces de Brasil son extremadamente ricas en selenio, mientras que otros alimentos contienen cantidades significativamente menores. Una dieta equilibrada con diferentes fuentes de selenio es importante para un suministro adecuado.

Necesidades de zinc y hierro

Tanto el zinc como el hierro influyen en la función tiroidea. El zinc es necesario para la actividad de la tiroperoxidasa (TPO), una enzima que participa en la síntesis de hormonas tiroideas [s8]. Un déficit de zinc puede reducir la actividad de la TPO y, por lo tanto, afectar la producción hormonal. Además, el zinc influye en la función de los receptores de hormonas tiroideas. Una deficiencia puede llevar a una sensibilidad reducida de los receptores, lo que disminuye el efecto de las hormonas tiroideas en el cuerpo y puede contribuir a los síntomas de hipotiroidismo [s8]. La falta de zinc también puede afectar directamente los niveles de hormonas tiroideas y llevar a un aumento de anticuerpos contra antígenos tiroideos [s9]. Por ejemplo, quienes sufren de caída del cabello y al mismo tiempo presentan niveles bajos de zinc podrían beneficiarse de una suplementación de zinc, aunque esta debe realizarse solo tras consultar a un médico [s10]. Un exceso de zinc puede provocar efectos secundarios no deseados, como la afectación del sistema inmunológico [s10]. El hierro también es relevante para la función tiroidea. Los estudios muestran una correlación positiva entre los niveles de hierro y hemoglobina y las hormonas tiroideas libres fT3 y fT4, mientras que existe una correlación negativa con TSH [s8]. Esto sugiere que el estado del hierro modula los niveles de hormonas tiroideas. La deficiencia de hierro, la carencia más común a nivel mundial, especialmente en niños pequeños y mujeres en edad fértil [s11], conduce a una anemia microcítica hipocrómica. Esta anemia se caracteriza por glóbulos rojos más pequeños con hemoglobina reducida, lo que afecta el suministro de oxígeno al cuerpo [s11]. Además de la anemia, la falta de zinc puede provocar diversos síntomas, incluidos cambios en la piel, susceptibilidad a infecciones, diarrea, falta de apetito, ceguera nocturna, alteraciones del sentido del gusto y del olfato, así como una cicatrización de heridas retrasada [s11]. Especialmente durante el embarazo, un suministro adecuado de zinc es crucial para la neurogénesis, el desarrollo cognitivo y el desarrollo cerebral del niño [s12]. La ingesta recomendada de zinc para mujeres embarazadas es de 11-13 mg por día [s12]. La deficiencia de hierro durante el embarazo puede llevar a partos prematuros, bajo peso al nacer y cambios neuronales en el recién nacido [s12]. Tanto el zinc como el hierro deben ser obtenidos a través de la dieta. El zinc se encuentra en alta concentración en mariscos y carne roja, mientras que el hierro se presenta en dos formas: hierro hemo y no hemo, siendo el hierro hemo de fuentes animales de mayor biodisponibilidad [s13]. Por lo tanto, una dieta variada es esencial para satisfacer las necesidades de estos importantes micronutrientes.

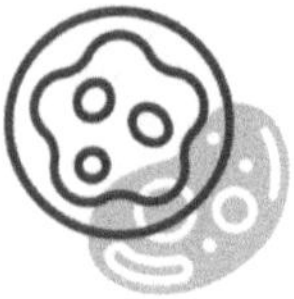

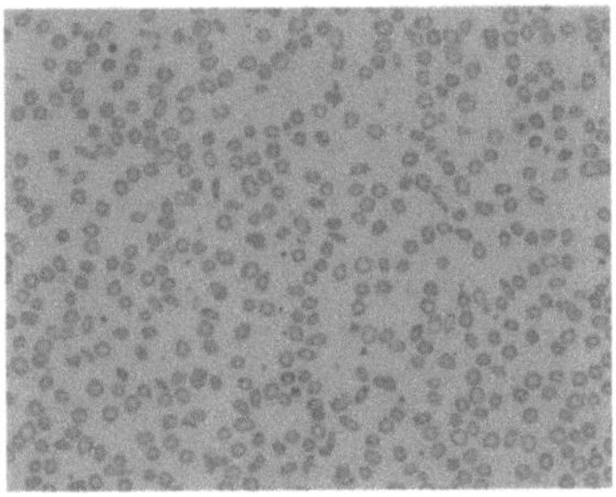

Anemia microcítica hipocrómica [i6]

Anemia microcítica hipocrómica

Una forma de anemia caracterizada por glóbulos rojos pequeños y pálidos que contienen menos hemoglobina de lo normal. Esto conduce a una capacidad de transporte de oxígeno reducida en la sangre. La deficiencia de hierro es una causa común.

Receptores de hormonas tiroideas

Los receptores de hormonas tiroideas son proteínas que se encuentran en varias células del cuerpo y se unen a las hormonas tiroideas T3 y T4. Esta unión desencadena una serie de procesos metabólicos. El zinc juega un papel en la función de estos receptores.

Síntesis de hormonas tiroideas

La síntesis de hormonas tiroideas es el proceso mediante el cual la tiroides produce las hormonas T3 (triyodotironina) y T4 (tiroxina). Este proceso requiere varios nutrientes, incluidos yodo, selenio y zinc. Una ingesta insuficiente de estos nutrientes puede afectar la producción hormonal.

Tiroperoxidasa (TPO)

La tiroperoxidasa es una enzima en la tiroides que es esencial para la síntesis de hormonas tiroideas. El zinc es un cofactor importante para la actividad de la TPO. Las alteraciones en la función de la TPO pueden llevar a enfermedades tiroideas.

Correlación entre Zinc y Hierro

Correlación ilustrativa entre los niveles de zinc y hierro, destacando las posibles interacciones relevantes para la función tiroidea.

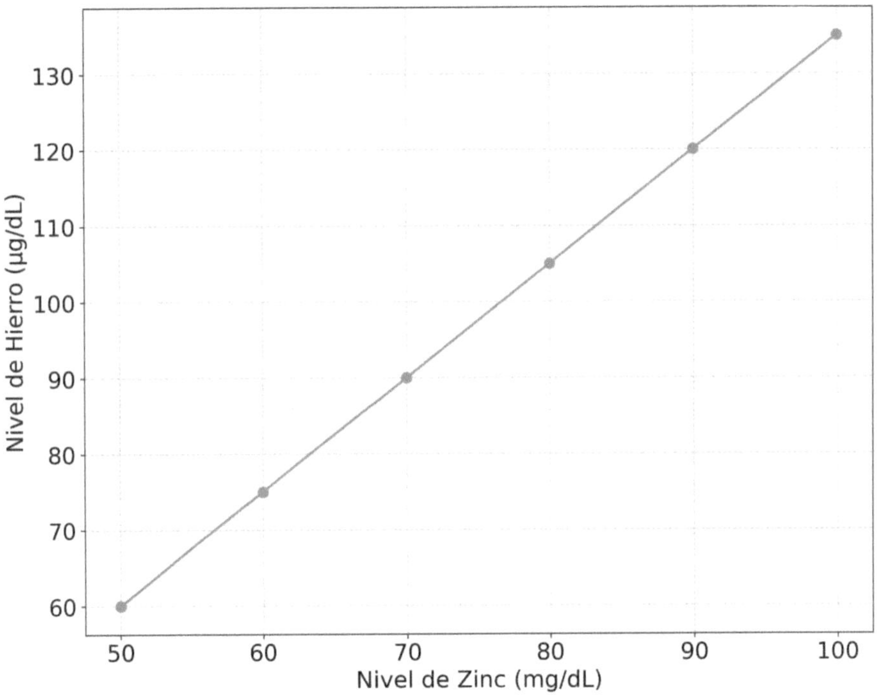

Este gráfico muestra una hipotética correlación positiva entre los niveles de zinc y hierro. Si bien no representa datos reales de pacientes, sugiere que los niveles adecuados de zinc podrían estar asociados con niveles saludables de hierro, o viceversa. Esto es importante considerarlo en el contexto de la salud tiroidea, ya que ambos minerales desempeñan un papel en la producción y función hormonal. Se necesita más investigación para establecer un vínculo causal definitivo y comprender las implicaciones clínicas.

Consejos concretos

- Integra regularmente nueces de Brasil en tu dieta para optimizar tu ingesta de selenio.
- Combina alimentos ricos en hierro, como la carne de res, con guarniciones ricas en vitamina C, como el pimiento, para mejorar la absorción de hierro.
- Bebe tés de hierbas con ortiga o diente de león, que son ricos en minerales y pueden apoyar tu tiroides.
- Sustituye la leche de vaca por leche de almendras, enriquecida con yodo, calcio y vitamina D, para comenzar el día de manera amigable con la tiroides.
- Merienda semillas de calabaza, ricas en zinc y otros nutrientes importantes para la salud de la tiroides.
- Utiliza algas como wakame o nori en ensaladas o sopas para aumentar tu ingesta de yodo de manera natural.
- Enriquece tus comidas con mijo, que además de hierro contiene magnesio, el cual apoya la producción de hormonas tiroideas.
- Presta atención a métodos de cocción suaves para preservar el contenido nutricional de tus alimentos.
- Consume regularmente champiñones, ya que proporcionan selenio y otros oligoelementos importantes.
- Planifica tus comidas con antelación para asegurarte de que estás ingiriendo suficientes nutrientes para tu tiroides.
- Incorpora legumbres como lentejas o garbanzos en tu dieta para aumentar tu ingesta de hierro y zinc.
- Utiliza sal yodada, pero presta atención a una cantidad total de sal moderada.
- Observa tu cuerpo y ajusta tu dieta a tus necesidades individuales.

1. 2 Vitaminas y oligoelementos

Las vitaminas y los oligoelementos influyen de manera significativa en la función tiroidea y juegan un papel crucial en enfermedades autoinmunes como Hashimoto y Basedow. Una deficiencia o un exceso de ciertos micronutrientes puede afectar los procesos metabólicos, el sistema inmunológico y la producción hormonal, y agravar diversos síntomas. Comprender estas interrelaciones y asegurar un aporte adecuado de nutrientes es, por lo tanto, esencial para el bienestar. Descubra en este capítulo qué vitaminas y oligoelementos son especialmente importantes para la salud de su tiroides y cómo puede optimizar su alimentación.

Para la salud de la tiroides, es crucial contar con un suministro adecuado de micronutrientes como la vitamina D, las vitaminas del grupo B, el selenio y el zinc, ya que desempeñan roles importantes en el metabolismo, la función inmunológica y la protección contra el estrés oxidativo.

Suministro de vitamina D

La vitamina D influye en el metabolismo del calcio, que a su vez modula la resistencia a la insulina y la secreción [s14]. Los estudios muestran una relación entre niveles bajos de vitamina D y un mayor riesgo de diabetes tipo 2 [s14]. La suplementación combinada con vitamina D y calcio puede influir positivamente en el metabolismo de la glucosa [s14]. Además, existe una relación entre la vitamina D, el síndrome metabólico y la diabetes tipo 2 [s14]. Quienes controlan su nivel de azúcar en sangre también deberían verificar su estado de vitamina D. La vitamina D modula el sistema inmunológico y podría ser relevante en enfermedades de la tiroides [s15]. Se discute una relación entre la deficiencia de vitamina D y enfermedades autoinmunes de la tiroides, aunque los datos son inconsistentes [s15]. En un estudio, la administración de vitamina D redujo los anticuerpos TPO en pacientes con tiroiditis de Hashimoto [s15]. Las posibilidades preventivas y terapéuticas de la vitamina D en enfermedades de la tiroides son objeto de investigación actual [s15]. La vitamina D influye en el ciclo del folículo piloso [s16]. Un estudio con mujeres mostró que los niveles de vitamina D en suero eran más bajos en pacientes con efluvio telógeno o pérdida de cabello femenino que en el grupo de control; los niveles

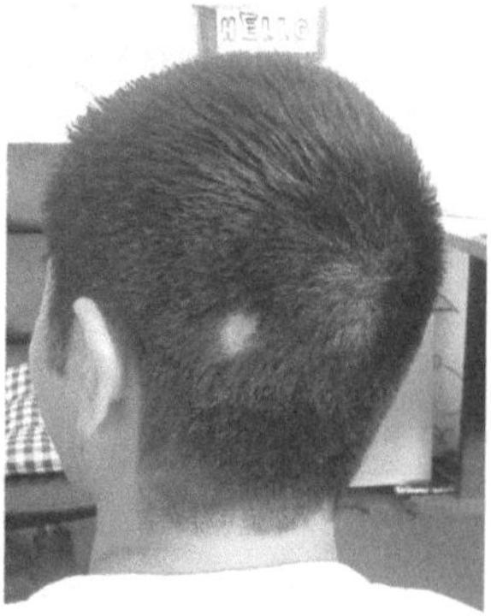

Alopecia areata [i7]

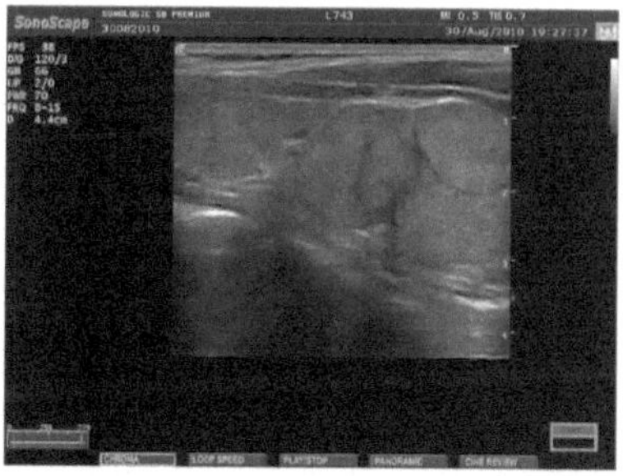

Tiroiditis de Hashimoto [i8]

disminuyeron con la gravedad de la enfermedad [s16]. Sin embargo, los efectos de la suplementación de vitamina D en la pérdida de cabello aún están poco investigados [s16]. La vitamina D es liposoluble y es esencial para la absorción y utilización de calcio, magnesio y fósforo en el intestino [s17]. Se obtiene a través de la alimentación o se produce en el cuerpo. Una deficiencia conduce a hipocalcemia y hipofosfatemia, lo que puede causar osteomalacia en adultos y raquitismo en niños [s17]. Además, la deficiencia de vitamina D se asocia con trastornos inmunológicos, enfermedades cardiovasculares, hipertensión y resistencia a la insulina [s17]. Las causas de una deficiencia incluyen malabsorción, producción corporal reducida o una ingesta insuficiente a través de la alimentación [s17]. El tratamiento incluye la suplementación de vitamina D y una dieta rica en alimentos con vitamina D y calcio [s17]. Al igual que con una deficiencia de calcio, que puede llevar a la osteoporosis, una deficiencia persistente de vitamina D puede comprometer la salud ósea. La vitamina D regula el crecimiento del cabello y la diferenciación de queratinocitos [s18]. Los niveles bajos de vitamina D se asocian con varios tipos de pérdida de cabello, especialmente alopecia areata (pérdida de cabello en parches) [s18]. En pacientes con alopecia areata y niveles bajos de vitamina D, se debería considerar la suplementación [s18]. La corrección de una deficiencia puede mejorar los resultados del tratamiento [s18]. Los datos sobre la vitamina D en la pérdida de cabello hereditaria y el efluvio telógeno son contradictorios, sin embargo, muchos expertos recomiendan la suplementación en caso de deficiencia comprobada [s18].

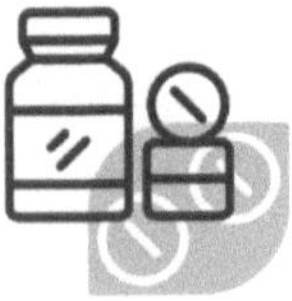

Bueno saber

Efluvio telógeno

El efluvio telógeno es una forma de pérdida de cabello en la que más cabellos entran en la fase de reposo (fase telógena) y se caen. Esto puede ser desencadenado por varios factores como el estrés, la deficiencia de nutrientes o cambios hormonales. La vitamina D puede influir en el efluvio telógeno.

Metabolismo de la glucosa

El metabolismo de la glucosa describe la absorción, el transporte y la utilización de glucosa (azúcar) en el cuerpo. La tiroides influye en el metabolismo y, por lo tanto, también en el metabolismo de la glucosa. Nutrientes como la vitamina D y el calcio juegan un papel en el metabolismo de la glucosa.

Síndrome metabólico

El síndrome metabólico es una combinación de varios trastornos metabólicos que aumentan el riesgo de enfermedades cardiovasculares y diabetes tipo 2. Esto incluye, entre otros, niveles elevados de lípidos en sangre, hipertensión y un aumento en los niveles de azúcar en sangre. La función tiroidea puede influir en el síndrome metabólico.

Tiroiditis de Hashimoto

La tiroiditis de Hashimoto es una enfermedad autoinmune en la que la tiroides está crónicamente inflamada. Esto puede llevar a una hipotiroidismo. La dieta puede influir en el curso de la tiroiditis de Hashimoto.

Fuentes de Vitamina D

Distribución de las fuentes de vitamina D.

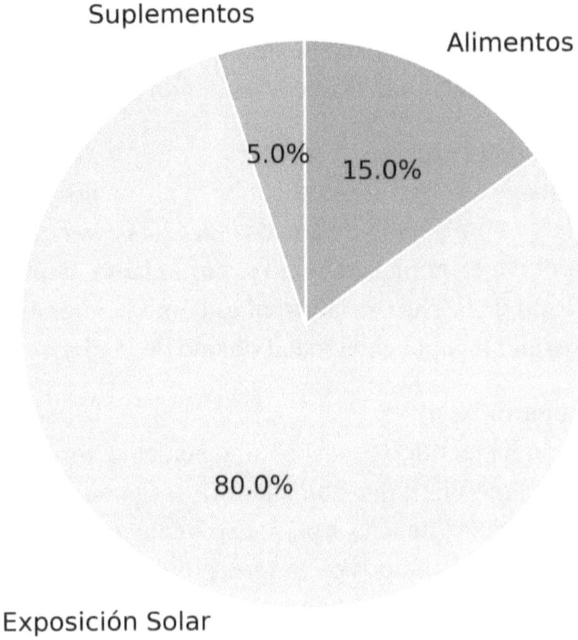

- ALI: Alimentos (pescado graso, huevos, alimentos fortificados)
- EXP: Exposición Solar
- SUP: Suplementos

La mayor parte de la ingesta de vitamina D proviene de la exposición al sol, lo que destaca su importancia. Si bien las fuentes alimenticias contribuyen, representan una porción menor, lo que sugiere que la suplementación puede ser necesaria para algunas personas para alcanzar niveles óptimos, especialmente considerando el contexto de la salud y nutrición de la tiroides.

Vitaminas B en foco

Las vitaminas B contribuyen significativamente a la salud, especialmente en el contexto de función inmunológica, estabilidad del ADN y salud hepática. El ácido fólico, la vitamina B6 y la B12 son actores importantes en el sistema inmunológico, cuya función óptima es esencial para la defensa contra patógenos y la salud general [s19]. Un estado óptimo de vitamina B podría influir positivamente en la respuesta inmunitaria del cuerpo. Especialmente en pacientes hospitalizados, donde a menudo se encuentra una deficiencia de varios mikronaehrstoffen, incluidas las vitaminas B, un suministro adecuado podría apoyar la recuperación y reducir el riesgo de complicaciones [s19]. Además de su papel en el sistema inmunológico, las vitaminas B también están involucradas en la reparación del ADN y la regulación del oxidativem_stress – procesos que están estrechamente relacionados con la prevención del cáncer [s20]. El efecto sinérgico de varias vitaminas B puede potenciar sus propiedades anticancerígenas y contribuir así a la salud celular [s20]. Mantener la estabilidad genómica y mejorar la capacidad de reparación del ADN a través de las vitaminas B son otros mecanismos relacionados con la prevención del cáncer [s20]. La salud hepática también se beneficia de un suministro adecuado de vitaminas B. La vitamina B3, un precursor de coenzimas involucradas en el metabolismo de lípidos, muestra efectos protectores sobre el hígado, especialmente en casos de esteatosis hepática, una acumulación de grasa en el hígado [s21]. La ingesta de vitaminas B, especialmente B1, B2, B3 y B12, se asocia con un riesgo reducido de desarrollar una enfermedad del hígado graso no alcohólica (NAFLD) [s21]. Una dieta equilibrada, rica en vitaminas B, puede contribuir a mantener la salud hepática. Mientras que algunas vitaminas B tienen efectos protectores sobre el hígado, la vitamina B6 podría desempeñar un papel opuesto y posiblemente contribuir al aumento de la esteatosis hepática [s21]. Por lo tanto, es recomendable

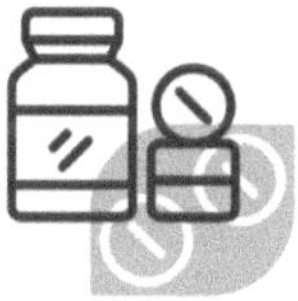

un análisis diferenciado de las distintas vitaminas B y sus efectos específicos. Quienes deseen controlar sus valores hepáticos y prevenir una enfermedad del hígado graso deben prestar atención a un suministro adecuado de B1, B2, B3 y B12, mientras que un consumo excesivo de B6 podría ser considerado críticamente.

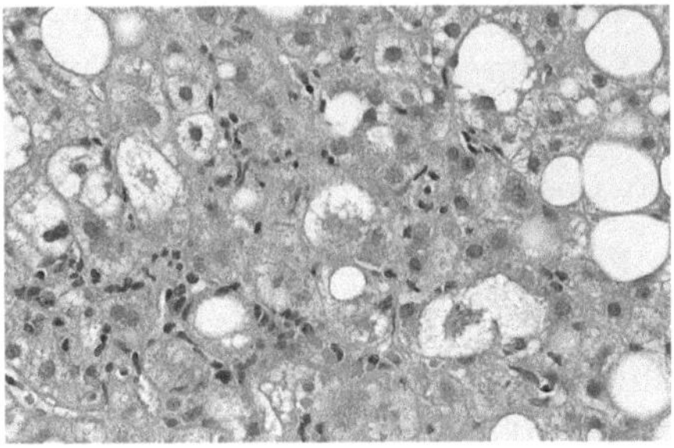

Enfermedad del hígado graso no alcohólico (EHGNA) [i9]

Bueno saber

Enfermedad del hígado graso no alcohólica

Las vitaminas B pueden ayudar a reducir el riesgo de enfermedad del hígado graso no alcohólica (NAFLD), lo que puede apoyar indirectamente la función tiroidea.

Estabilidad del ADN

Las vitaminas B están involucradas en la reparación del ADN y protegen el ADN de daños. Un ADN estable es importante para la función celular y puede reducir el riesgo de enfermedades tiroideas.

Estabilidad genómica

La estabilidad genómica es importante para la función celular y puede ser apoyada por las vitaminas B. Esto puede ayudar a reducir el riesgo de enfermedades tiroideas.

Función inmunológica

Las vitaminas B, especialmente el ácido fólico, B6 y B12, juegan un papel importante en la función del sistema inmunológico y pueden fortalecer las defensas contra infecciones, lo que es especialmente importante para la salud tiroidea.

Distribución de vitamina B para el soporte de la tiroides

Importancia relativa de las vitaminas B para la función tiroidea.

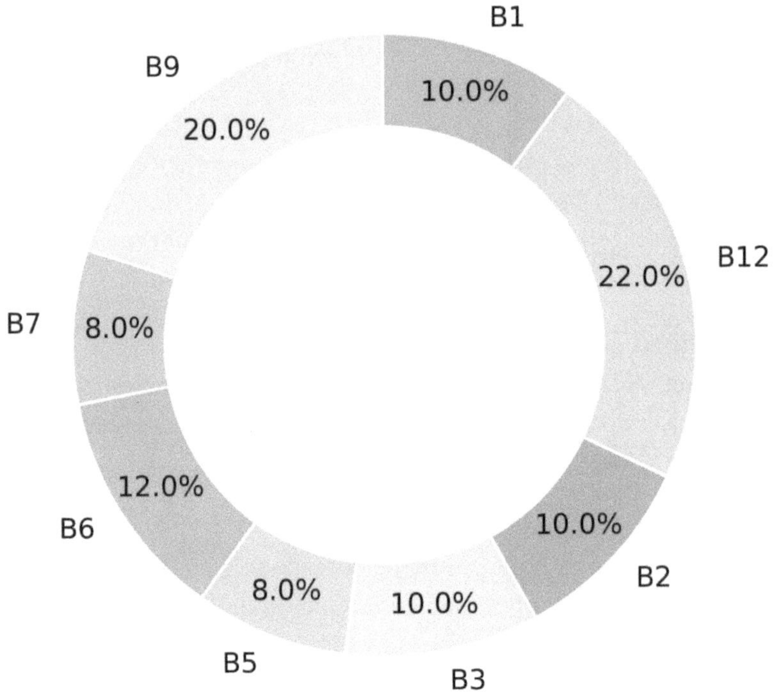

B1: Vitamina B1 (Tiamina)

B12: Vitamina B12 (Cobalamina)

B2: Vitamina B2 (Riboflavina)

B3: Vitamina B3 (Niacina)

B5: Vitamina B5 (Ácido pantoténico)

B6: Vitamina B6 (Piridoxina)

B7: Vitamina B7 (Biotina)

B9: Vitamina B9 (Folato)

Si bien todas las vitaminas B contribuyen a la salud general, este gráfico destaca la importancia variable de las vitaminas B individuales para apoyar la función tiroidea óptima. B12 y B9 se destacan como particularmente importantes, lo que sugiere que un enfoque en estos puede ser beneficioso. Las otras vitaminas B también desempeñan funciones de apoyo, aunque en menor medida en este contexto específico.

Antioxidantes

Los antioxidantes juegan un papel importante en la salud de la tiroides, ya que protegen las células del estrés oxidativo. El estrés oxidativo se produce por un desequilibrio entre los radicales libres y la defensa antioxidante del cuerpo. Los radicales libres son moléculas altamente reactivas que pueden causar daño celular y contribuir a diversas enfermedades, incluidos problemas tiroideos [s22]. Los antioxidantes neutralizan estos radicales libres y, de este modo, protegen las células de daños. Varias vitaminas y oligoelementos actúan como antioxidantes y son relevantes para la función tiroidea. La vitamina C, por ejemplo, es un potente antioxidante que apoya la formación de colágeno y promueve la absorción de hierro, ambos procesos importantes para la tiroides y el organismo en su conjunto [s22]. El selenio es un oligoelemento con propiedades antioxidantes que se encuentra en concentraciones especialmente altas en la tiroides [s23]. Es un componente de selenoproteínas, que protegen la tiroides de daños causados por peróxido de hidrógeno y especies reactivas de oxígeno [s24]. Se han observado niveles bajos de selenio en diversas enfermedades tiroideas, incluidas la tiroiditis subaguda y silenciosa, así como el carcinoma folicular y carcinoma papilar [s23]. Una ingesta adecuada de selenio puede aumentar la capacidad antioxidante del cuerpo y contribuir así a la salud de la tiroides. El zinc, otro oligoelemento importante, también posee propiedades antioxidantes y es esencial para la actividad de la tiroperoxidasa, una enzima necesaria para la síntesis de hormonas tiroideas [s25]. La deficiencia de zinc puede afectar la función tiroidea y aumentar el riesgo de enfermedades tiroideas. Las interacciones entre diferentes antioxidantes pueden influir en su efectividad. Por ejemplo, la vitamina C puede modular el metabolismo del selenio y, por lo tanto, influir en su efecto antioxidante [s23]. Una dieta equilibrada, rica en diversos antioxidantes, es, por lo tanto, importante para proteger óptimamente la tiroides. Quienes deseen apoyar su salud tiroidea deben prestar atención a una ingesta adecuada de selenio, zinc y vitamina C.

Los alimentos ricos en selenio incluyen nueces de Brasil, pescado y huevos. El zinc se encuentra en la carne, legumbres y productos integrales, mientras que la vitamina C está abundantemente presente en cítricos, bayas y pimientos. Una supplementierung específica puede ser útil en consulta con un médico o nutricionista, especialmente en caso de deficiencia comprobada.

Bueno saber

Antioxidantes

Los antioxidantes protegen la tiroides de daños causados por radicales libres al neutralizarlos y, de este modo, reducen el estrés oxidativo. Contribuyen a mantener las células tiroideas sanas y a apoyar su función.

Carcinoma papilar

El carcinoma papilar es la forma más común de cáncer de tiroides. Se desarrolla en las células foliculares de la tiroides y generalmente tiene un buen pronóstico.

Radicales libres

Los radicales libres son moléculas inestables que se generan en el cuerpo y pueden causar daño celular. Juegan un papel en el desarrollo de diversas enfermedades, incluidos problemas tiroideos. Los antioxidantes pueden neutralizar los radicales libres y proteger así las células.

Selenoproteínas

Las selenoproteínas son proteínas especiales que contienen selenio. Juegan un papel importante en la protección de la tiroides contra el estrés oxidativo y apoyan la conversión de hormonas tiroideas.

Tiroperoxidasa

La tiroperoxidasa es una enzima en la tiroides que es esencial para la formación de hormonas tiroideas. El zinc es importante para la función de esta enzima.

Capacidad antioxidante e importancia para la salud de la tiroides

Eficacia antioxidante y relevancia de la ingesta dietética para la función tiroidea.

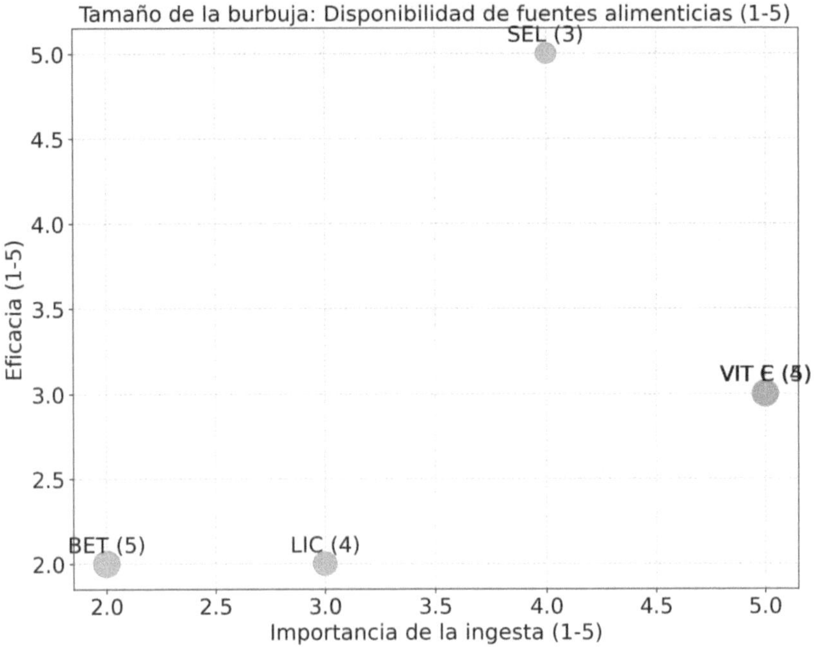

Blasengröße: Disponibilidad de la fuente alimenticia ((1-5))

BET: Betacaroteno

LIC: Licopeno

SEL: Selenio

VIT C: Vitamina C

VIT E: Vitamina E

El selenio destaca por su alta eficacia e importancia moderada en la ingesta, lo que sugiere priorizar los alimentos ricos en selenio. Si bien la vitamina E y la vitamina C muestran una eficacia moderada, su mayor importancia en la ingesta enfatiza su papel en la salud general y el posible apoyo a la función tiroidea. El licopeno y el betacaroteno, a pesar de su menor eficacia, aún podrían contribuir a un enfoque antioxidante holístico para la salud de la tiroides. Esta visualización destaca la necesidad de una ingesta equilibrada de antioxidantes, centrándose tanto en la potencia como en los niveles de ingesta necesarios.

Consejos concretos

- Aumente su ingesta de vitamina D consumiendo pescados grasos como el salmón o la caballa, combinados con un aceite de alta calidad para una absorción óptima.
- Experimente con champiñones shiitake: no solo son ricos en selenio, sino que también se pueden utilizar de diversas maneras en la cocina.
- Beba jugos recién exprimidos de frutas y verduras, enriquecidos con una pizca de semillas de chía como fuente de zinc.
- Mejore sus ensaladas con un aderezo casero de aceite de oliva, jugo de limón y una pizca de cúrcuma para una dosis extra de antioxidantes.
- Comience su día con un batido verde que contenga espinacas, aguacate y un poco de jengibre para promover su ingesta de vitaminas y minerales.
- Realce sus platos con hierbas frescas como perejil o cilantro, que son ricas en vitaminas y oligoelementos.
- Disfrute de frutas y verduras de temporada, ya que estas tienen el mayor contenido de vitaminas y minerales en su respectiva temporada.
- Prepare cremas de nuez caseras para fomentar la ingesta de nutrientes importantes como zinc y selenio.
- Sustituya el azúcar refinado por dátiles o miel para proporcionar a su cuerpo nutrientes naturales y evitar antojos.
- Invierta en una vaporera para cocinar verduras de manera suave y así conservar vitaminas y minerales.
- Cambie el pan blanco por pan integral para mejorar la ingesta de vitaminas del grupo B y apoyar su digestión.

1. 3 Selección de alimentos

La selección adecuada de alimentos juega un papel crucial en la salud de la tiroides. Tanto las deficiencias de nutrientes como el exceso de ciertas sustancias pueden afectar la función tiroidea y provocar problemas. Esta sección destaca qué alimentos apoyan la tiroides y cuáles pueden perjudicarla. Descubra cómo puede optimizar el apoyo a su tiroides mediante una selección alimentaria específica.

> *Para una salud óptima de la tiroides, es crucial una ingesta equilibrada de nutrientes, ya que tanto la deficiencia como el exceso de ciertos nutrientes, especialmente el yodo, pueden tener efectos negativos.*

Alimentos adecuados

Una dieta adecuada para la tiroides implica la selección de alimentos que apoyen la función tiroidea. El yodo es esencial para la formación de las hormonas tiroideas T3 y T4 [s26]. El pescado de mar, las algas y la sal yodada son buenas fuentes de yodo. Es importante tener en cuenta que el contenido de yodo en los alimentos puede variar según su origen y procesamiento. El hierro también es importante, ya que participa en la formación de la enzima peroxidasa tiroidea [s26]. La carne roja, las legumbres y las verduras de hoja verde aportan hierro. El selenio juega un papel en la conversión de T4 en el más activo T3 [s26]. Las nueces de Brasil, el pescado y los productos integrales contienen selenio. El zinc es necesario para la activación de los receptores de T3 [s26]. La carne, los frutos secos y las semillas son buenas fuentes de zinc. Un plan de alimentación equilibrado con estos nutrientes puede influir positivamente en la función tiroidea. La vitamina D apoya el sistema inmunológico, lo que puede ser relevante en enfermedades autoinmunitarias de la tiroides [s26]. El pescado graso, los huevos y los alimentos enriquecidos contienen vitamina D. Una ingesta adecuada de proteínas también es importante, ya que la falta de proteínas puede afectar las hormonas tiroideas [s26]. La carne, el pescado, los huevos, los productos lácteos y las legumbres son buenas fuentes de proteínas. El inositol puede mejorar la señalización de TSH [s26]. Las nueces, los frijoles y los productos integrales contienen inositol. Los alimentos ricos en antioxidantien como las bayas, las verduras y los frutos secos pueden ayudar a contrarrestar el estrés oxidativo [s26]. La cocina japonesa, con su enfoque en el pescado, los mariscos, los productos de soja y las verduras, ofrece muchos de estos nutrientes importantes [s27]. Además, utiliza métodos de cocción suaves como el vapor y la cocción, que preservan el contenido nutricional de los alimentos. Las sopas, un componente básico de la cocina japonesa, contribuyen a la saciedad y

pueden ayudar a reducir la ingesta calórica [s27]. Un ejemplo de esto sería una sopa de miso con tofu, algas y verduras.

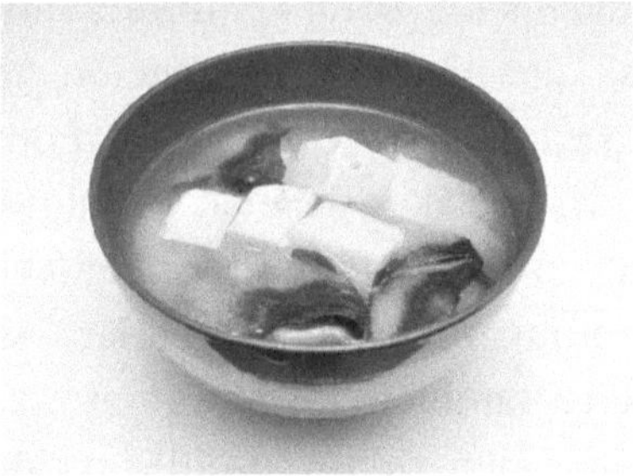

Sopa de miso [i10]

Bueno saber

Yodo

El yodo es un nutriente esencial necesario para la producción de las hormonas tiroideas T3 (triyodotironina) y T4 (tiroxina). La deficiencia de yodo puede llevar a un hipotiroidismo.

Peroxidasa tiroidea

La peroxidasa tiroidea (TPO) es una enzima esencial para la yodación de la tiroglobulina y la formación de hormonas tiroideas.

Sopa de miso

La sopa de miso es una sopa tradicional japonesa hecha de pasta de miso (soja fermentada), dashi (caldo de pescado) y otros ingredientes como tofu, algas y verduras. Es rica en nutrientes y puede apoyar la función tiroidea.

Nutrientes para la tiroides

Nutrientes importantes para la función tiroidea.

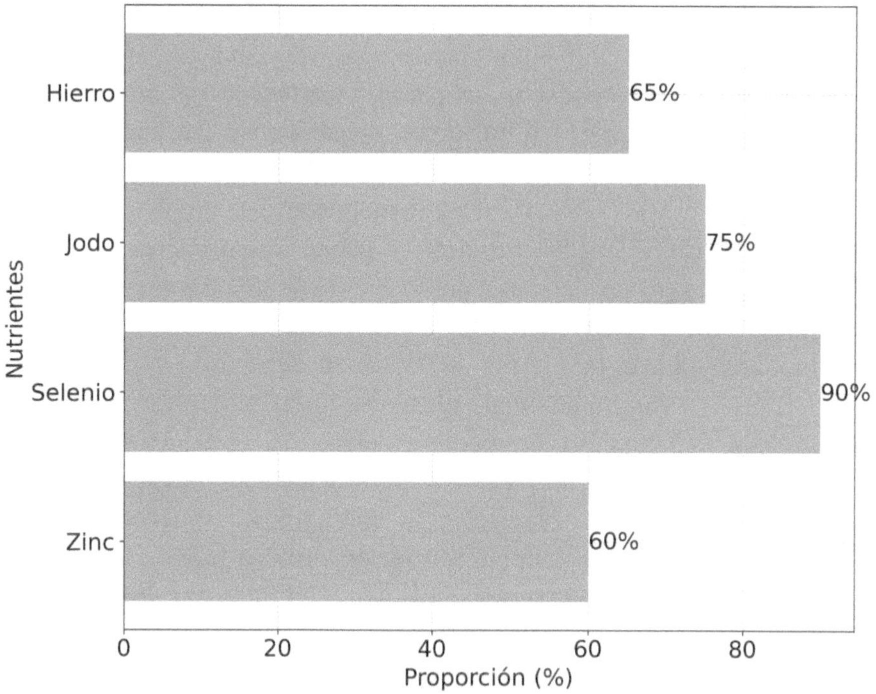

HIE: Hierro
JOD: Jodo
SEL: Selenio
ZIN: Zinc

El selenio y el yodo son esenciales para la producción de hormonas tiroideas. El hierro apoya la absorción de yodo, mientras que el zinc promueve la conversión de hormonas. Un equilibrio nutricional es importante para una tiroides sana.

Alimentos críticos

Los alimentos que pueden afectar la función tiroidea deben ser considerados en una dieta adecuada para la tiroides. Las sojas y las crucíferas como el brócoli y el repollo contienen goitrogene, sustancias que pueden inhibir la absorción de yodo por la tiroides. En caso de deficiencia de yodo, un consumo excesivo de estos alimentos puede afectar la producción de hormonas tiroideas [s28]. Los alimentos procesados, la comida rápida y los productos con alto contenido de azúcar pueden, si se consumen en exceso, llevar a sobrepeso y trastornos metabólicos, que pueden influir indirectamente en la función tiroidea [s29]. Un alto consumo de yodo, especialmente a través de suplementos, puede ser problemático para personas con enfermedades tiroideas y puede desencadenar o agravar una hipertiroidismo en personas predispuestas [s30]. Al mismo tiempo, una deficiencia de selenio y hierro puede favorecer el desarrollo de una hashimotothyreoiditis [s31]. Por lo tanto, se debe aspirar a una dieta equilibrada con suficientes micronutrientes, pero sin un exceso de yodo. Además, los productos químicos presentes en alimentos y bebidas envasados, como los disruptores endocrinos, pueden afectar negativamente la función tiroidea [s28]. Por lo tanto, quien se base principalmente en alimentos frescos y no envasados minimiza su riesgo.

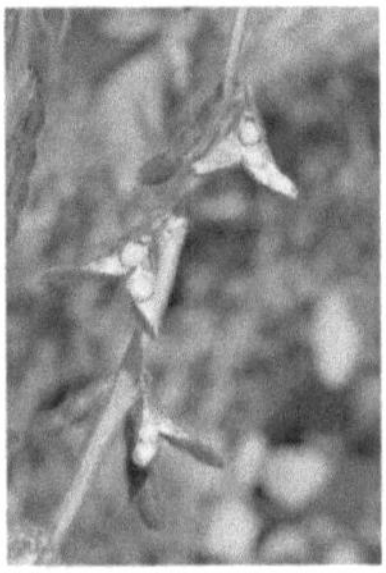

Soja [i11]

Bueno saber

Deficiencia de yodo

Una deficiencia de yodo puede afectar la producción de hormonas tiroideas y llevar a un hipotiroidismo. Es especialmente importante asegurar un suministro adecuado de yodo durante el embarazo y la lactancia para el desarrollo saludable del niño.

Disruptores endocrinos

Los disruptores endocrinos son productos químicos que pueden alterar el sistema hormonal del cuerpo, incluidas las hormonas tiroideas. Se encuentran en algunos plásticos, pesticidas y productos químicos industriales. El consumo de alimentos no procesados minimiza la exposición a estas sustancias.

Hipertiroidismo

El hipertiroidismo se produce por una producción excesiva de hormonas tiroideas. Los síntomas pueden incluir pérdida de peso, nerviosismo, palpitaciones y sensibilidad al calor. Un exceso de yodo puede desencadenar o agravar el hipertiroidismo.

Alimentos Bociogénicos para Limitar o Evitar

Contenido Relativo de Bociogenos en Alimentos Comunes

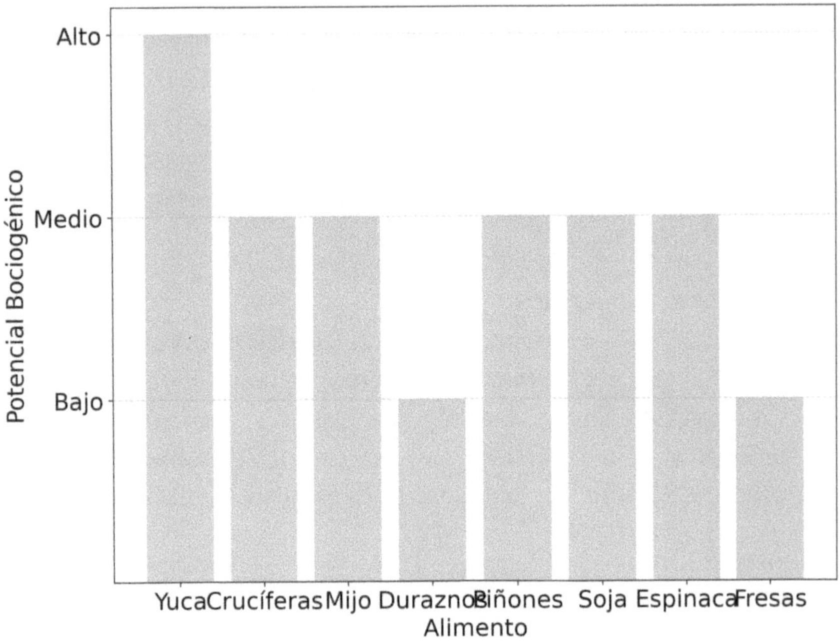

Cas: Yuca

Cru: Crucíferas (ej. Brócoli, Coliflor)

Mil: Mijo

Pea: Duraznos

Pin: Piñones

Soy: Soja

Spi: Espinaca

Str: Fresas

Esta gráfica destaca el potencial bociogénico relativo de varios alimentos. Si bien el consumo moderado de algunos bociogenos puede no representar un riesgo para las personas con una función tiroidea saludable, aquellas con hipotiroidismo o deficiencia de yodo pueden querer limitar su consumo, especialmente cuando se consumen crudos. Cocinar a menudo puede reducir la actividad bociogénica. Es importante tener en cuenta que una dieta equilibrada es crucial y que eliminar por completo estos alimentos podría no ser necesario o recomendable. Consulte a un profesional de la salud o a un dietista registrado para obtener asesoramiento personalizado.

Tamaños de las porciones

Los tamaños de las porciones juegan un papel decisivo en la ingesta de calorías y, por ende, en el peso corporal, lo que a su vez puede influir en la función tiroidea. Quien elige conscientemente sus porciones puede contrarrestar el sobrepeso, un factor de riesgo para enfermedades tiroideas. En muchas cocinas tradicionales, como la japonesa, se sirven porciones más pequeñas, lo que puede ayudar a evitar el exceso de comida. Una estructura organizada de la comida con sopa, plato principal y varios acompañamientos pequeños ofrece variedad de sabores y sacia de manera más duradera que grandes porciones de menos alimentos. Las sopas, especialmente los caldos, pueden contribuir a un IMC más bajo y a una reducción de la circunferencia de la cintura debido a su alto grado de saciedad. El sabor umami del caldo también aumenta la palatabilidad de los platos y así anima a consumir alimentos ricos en nutrientes y bajos en sodio. Además, el uso de agua en la preparación de alimentos puede reducir la ingesta de energía. Por ejemplo, quien saltea una mezcla de verduras no en aceite, sino que las cocina al vapor en agua, ahorra calorías y al mismo tiempo ingiere más líquido. Este enfoque en el diseño y la preparación de porciones puede contribuir a controlar el peso a largo plazo y a influir positivamente en la salud tiroidea.

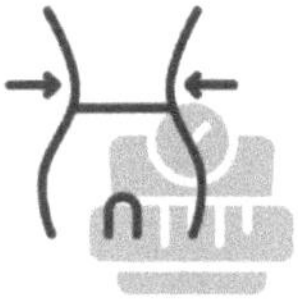

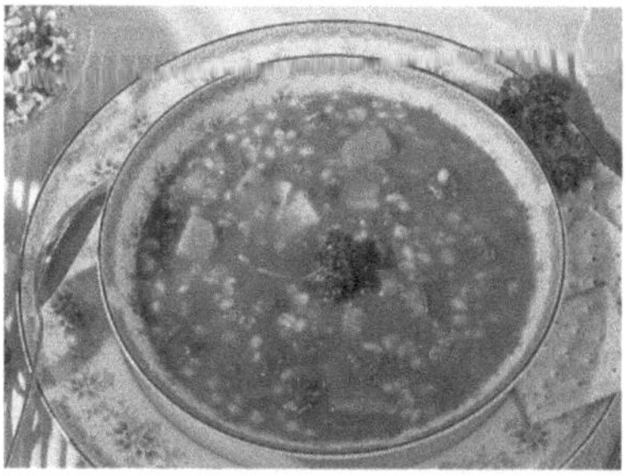

Sopa [i12]

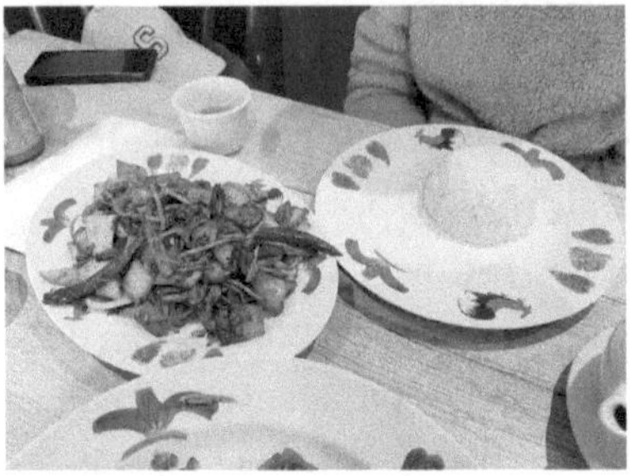

Salteado de verduras [i13]

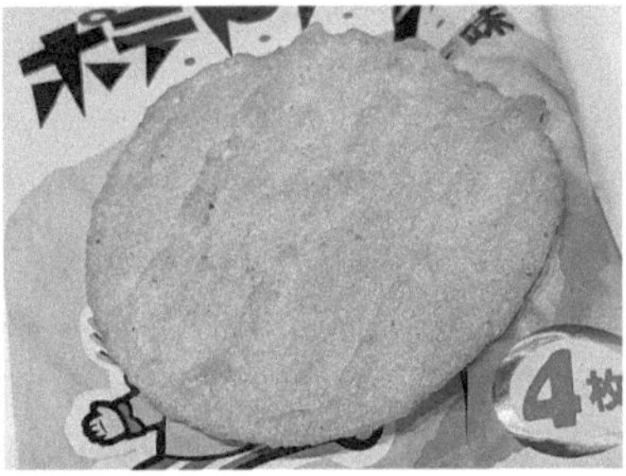

Cocina japonesa [i14]

Bueno saber

IMC

El índice de masa corporal es un valor que se calcula a partir de la altura y el peso y sirve como indicador de bajo peso, peso normal o sobrepeso. Un peso saludable puede ser importante para la función tiroidea.

Umami

Umami es, junto con dulce, ácido, salado y amargo, el quinto sabor. Los alimentos ricos en umami, como el caldo, pueden regular el apetito y así apoyar la selección de alimentos en pro de una dieta saludable para la tiroides.

Ejemplo de comida equilibrada para la salud de la tiroides

Distribución de macronutrientes para una comida que apoya la tiroides.

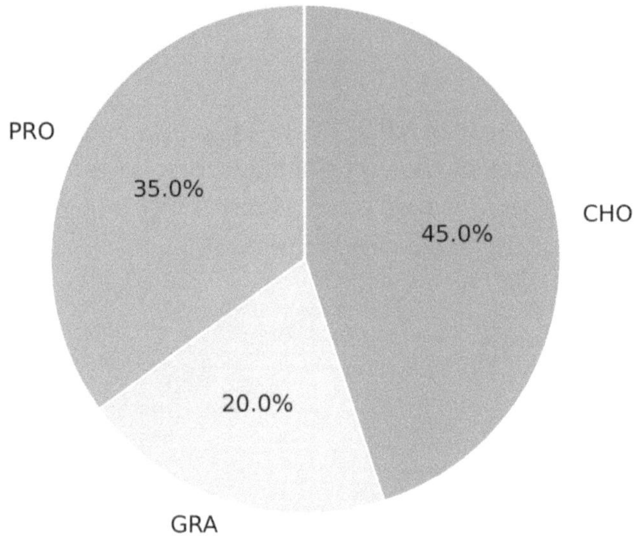

- CHO: Carbohidratos (ej. Arroz integral, boniato, quinoa)
- GRA: Grasas saludables (ej. Aguacate, aceite de oliva, nueces)
- PRO: Proteínas (ej. Pescado, pollo, lentejas)

Este gráfico circular representa visualmente una proporción equilibrada de macronutrientes que puede ser beneficiosa para las personas con afecciones de la tiroides. El énfasis en las proteínas apoya la reparación de tejidos y la producción de hormonas, mientras que la porción moderada de carbohidratos proporciona energía sostenida sin causar picos de azúcar en la sangre. Las grasas saludables son cruciales para la síntesis de hormonas y la función general de la tiroides. Este equilibrio es clave para controlar los síntomas y apoyar el bienestar general.

Consejos concretos

- Varíe sus fuentes de yodo, utilizando además de pescado, sal yodada con moderación y ocasionalmente algas.
- Explore el mundo de los mariscos y pruebe, además de pescado, cangrejos, mejillones o pulpo.
- Opte por la diversidad alimentaria para asegurar el suministro de todos los nutrientes esenciales para su tiroides.
- Incorpore regularmente productos integrales en su dieta para obtener selenio e inositol.
- Concéntrese en comprar alimentos frescos y no procesados, y reduzca los productos preparados.
- Beba suficiente agua para apoyar las funciones metabólicas de su tiroides.
- Prepare sus comidas usted mismo para mantener el control sobre los ingredientes y su calidad.
- Al comprar carne, elija carne magra y prefiera aves o caza.
- Utilice nueces y semillas como un refrigerio nutritivo y preste atención al tamaño de las porciones.
- Descubra la cocina japonesa como fuente de inspiración para una dieta adecuada para la tiroides.
- Asegúrese de una ingesta adecuada de proteínas combinando diversas fuentes de proteínas como huevos, productos lácteos y legumbres.
- Utilice aceites de alta calidad como aceite de oliva o aceite de canola al cocinar para promover la absorción de vitaminas liposolubles.

Revisión - 1. Fundamentos de la nutrición para la tiroides

Una alimentación adecuada para la tiroides puede contribuir de manera decisiva a su bienestar, especialmente si se enfrenta a Hashimoto o a Basedow. No se trata de un concepto dietético rígido, sino más bien de una adaptación individual de sus hábitos alimenticios que apoye óptimamente su tiroides. El enfoque está en una ingesta equilibrada de nutrientes que influya positivamente tanto en la producción hormonal como en todo el metabolismo. En este contexto, los micronutrientes como el yodo, selenio, zinc, hierro y vitamina D juegan un papel central. Comience con un inventario de su alimentación actual e identifique áreas donde sea necesario optimizar. Consulte, si es necesario, a un médico o nutricionista para determinar sus necesidades individuales de micronutrientes y discutir una posible suplementación.

Integre de manera consciente alimentos ricos en los micronutrientes mencionados en su dieta. El pescado de mar, los mariscos y la sal yodada, por ejemplo, proporcionan yodo. Sin embargo, preste atención a una ingesta moderada de yodo, ya que tanto la deficiencia como el exceso pueden ser problemáticos. El selenio se encuentra en nueces de Brasil, pescado y productos integrales. El zinc abunda en carne, legumbres y nueces, mientras que el hierro se encuentra en carne roja, verduras de hoja verde y legumbres. Para asegurar un suministro adecuado de vitamina D, además de la exposición natural a la luz solar, se recomiendan el pescado graso, los huevos y los alimentos enriquecidos. También considere la importancia de los antioxidantes como las vitaminas C y E, que protegen su tiroides del estrés oxidativo. Las bayas, las verduras y las nueces son excelentes fuentes de estas sustancias protectoras.

Al mismo tiempo, debe cuestionar críticamente el consumo de alimentos que pueden afectar potencialmente su función tiroidea. Los goitrogénicos en las verduras crucíferas crudas y en los productos de soja pueden inhibir la absorción de yodo. Por lo tanto, cocine bien estos alimentos para reducir el efecto goitrogénico. Evite los alimentos altamente procesados, la comida rápida y las bebidas azucaradas, ya que pueden contribuir al sobrepeso y a trastornos metabólicos que, indirectamente, afectan la función tiroidea. Además, preste atención a una ingesta adecuada de proteínas para apoyar la producción hormonal. La carne magra, el pescado, los huevos, los productos lácteos y las legumbres son buenas fuentes de proteínas.

La implementación de una alimentación adecuada para la tiroides puede parecer inicialmente un desafío, pero con un enfoque gradual y la estrategia correcta, notará rápidamente cambios positivos. Comience con pequeños ajustes, como reemplazar productos de cereales refinados por versiones integrales o consumir pescado regularmente. Experimente con nuevas recetas y descubra la variedad de una dieta equilibrada. Preste atención a sus tamaños de porción e integre alimentos saciantes como sopas y caldos en su dieta. Sea paciente consigo mismo y celebre sus éxitos. Una alimentación adecuada para la tiroides es una inversión en su salud y bienestar que dará frutos a largo plazo.

2. Nutrición para el hipotiroidismo

¿Sabía que una alimentación adecuada en caso de hipotiroidismo puede influir significativamente en el éxito del tratamiento? El metabolismo reacciona de manera especialmente sensible a ciertos alimentos y nutrientes en esta enfermedad. Una selección cuidadosa de las comidas diarias puede aliviar los síntomas y aumentar el bienestar general. La naturaleza ofrece un rico tesoro de alimentos que apoyan al cuerpo en la regulación de la función tiroidea. En este capítulo, aprenderá cómo adaptar su dieta de manera óptima a las necesidades de su tiroides.

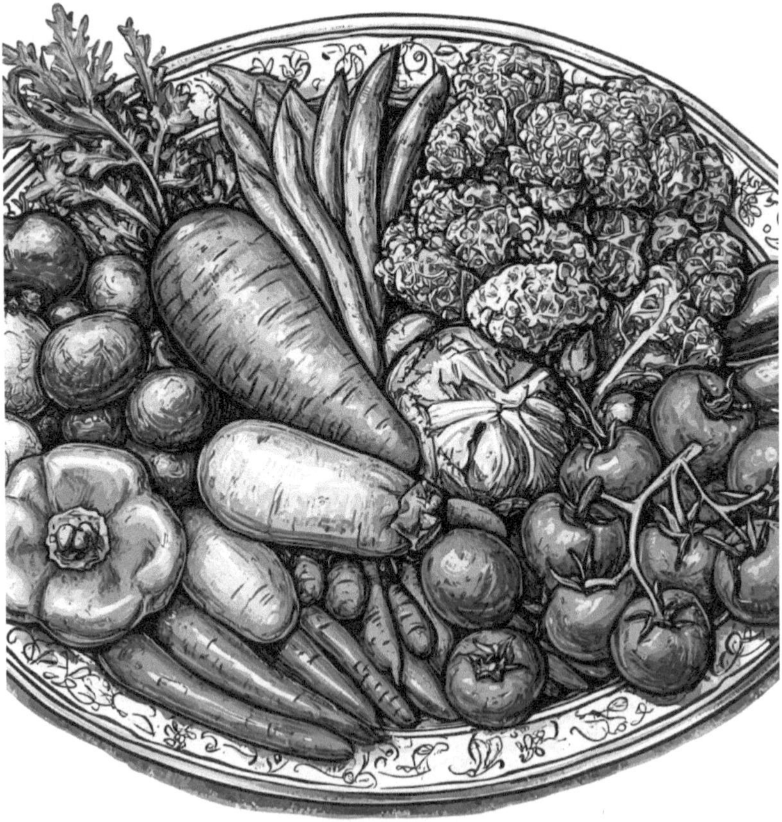

2. 1 Optimización del metabolismo

En el caso de un hipotiroidismo, la optimización del metabolismo juega un papel crucial en el bienestar. La necesidad de energía, la distribución de las comidas y la digestión se influyen mutuamente y pueden ser positivamente afectadas mediante medidas específicas. Sin embargo, las fluctuaciones hormonales, los niveles de actividad individuales y la compleja interacción de los nutrientes no siempre facilitan las cosas. Descubra en este capítulo cómo puede apoyar su metabolismo de manera efectiva a pesar del hipotiroidismo y equilibrar su balance energético.

En el caso de la hipotiroidismo, la optimización del metabolismo es compleja y requiere, además de considerar las necesidades energéticas (REE, nivel de actividad, TEF) y la distribución de las comidas (ingesta de proteínas, TRE), también la promoción específica de la digestión a través de una dieta rica en fibra para apoyar la salud intestinal y, por ende, la función tiroidea.

Calcular las necesidades energéticas

Para calcular las necesidades energéticas, se deben considerar varios factores. El consumo de energía en reposo (REE), que es el gasto energético en reposo, se determina mediante la calorimetría indirecta [s32]. Este valor forma la base para el cálculo del gasto energético total. Además del REE, la actividad física influye en el consumo de energía. Cuanto más activa sea una persona, mayor será su necesidad. El tipo de actividad, su duración e intensidad juegan un papel aquí. Un empleado de oficina con una actividad predominantemente sedentaria tiene un menor requerimiento energético que, por ejemplo, un trabajador de la construcción. Además, el efecto térmico de los alimentos (TEF) influye en el consumo de energía, ya que el cuerpo utiliza energía para la digestión y absorción de nutrientes [s33]. El TEF representa aproximadamente el 10% del gasto energético total. También las influencias hormonales, especialmente las hormonas tiroideas, son relevantes [s34]. Un hipotiroidismo puede llevar a un menor, mientras que un hipertiroidismo puede resultar en un mayor consumo de energía. Para calcular el gasto energético total, se consideran el REE, el nivel de actividad y el TEF. Una restricción calórica (CR) puede llevar a una reducción del consumo energético que es mayor que la pérdida de masa corporal, lo que se denomina adaptación metabólica [s32]. Esta adaptación puede ser influenciada por cambios en la composición corporal, cambios hormonales y una mayor eficiencia energética mitocondrial [s32]. También una disminución en la secreción de insulina y cambios en la concentración de hormonas tiroideas pueden afectar el consumo de energía [s32]. Una reducción de peso saludable de aproximadamente el 5% del peso inicial está asociada con mejoras en parámetros bioquímicos y fisiológicos [s35]. Una ingesta adecuada de grasas de al menos el 20-25% de la energía diaria es importante para asegurar ácidos grasos esenciales y vitaminas liposolubles [s33]. La ingesta de carbohidratos

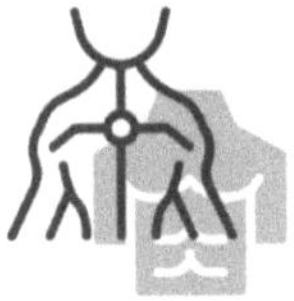

antes y después del ejercicio influye en el almacenamiento de glucógeno y el rendimiento [s33]. Una adecuada hidratación es importante para un rendimiento óptimo y la recuperación [s33]. Las proteínas y un bajo índice glucémico en la dieta pueden ayudar a mantener el peso [s35]. Un aumento en el consumo de energía en reposo es beneficioso para el mantenimiento del peso después de una pérdida de peso [s35].

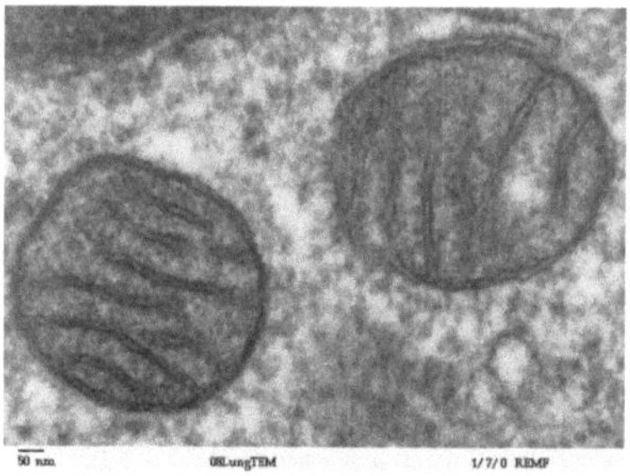

mitocondria [i15]

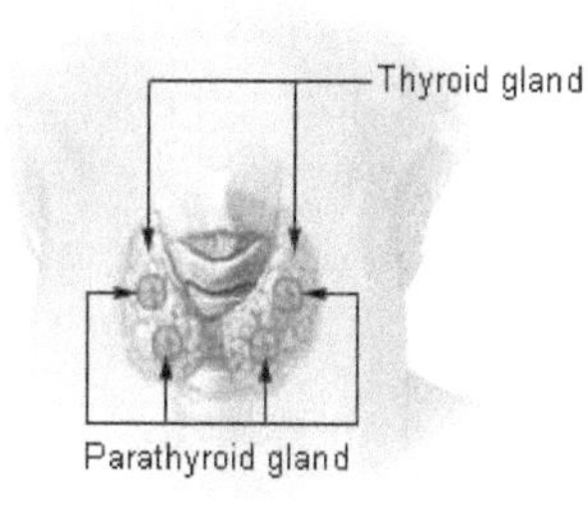

Tiroides [i16]

Bueno saber

Calorimetría indirecta

La calorimetría indirecta es un método para medir el consumo de energía mediante el análisis de los gases respiratorios. Se utiliza comúnmente para determinar el REE y estudiar la influencia de la dieta y la función tiroidea en el metabolismo.

Eficiencia energética mitocondrial

La eficiencia energética mitocondrial describe cuán bien las mitocondrias, las centrales eléctricas de las células, pueden obtener energía de los nutrientes. Una alta eficiencia energética mitocondrial es importante para un metabolismo activo y puede ser promovida a través de una dieta saludable y ejercicio regular.

Índice glucémico

El índice glucémico (IG) indica qué tan rápido un alimento que contiene carbohidratos eleva el nivel de azúcar en la sangre. Los alimentos con un IG bajo son beneficiosos para un control estable del azúcar en sangre y un metabolismo saludable, especialmente en enfermedades tiroideas.

Tasa Metabólica Basal Estimada (TMB) y Gasto Energético Diario Total (GEDT)

Impacto del nivel de actividad en las necesidades energéticas diarias

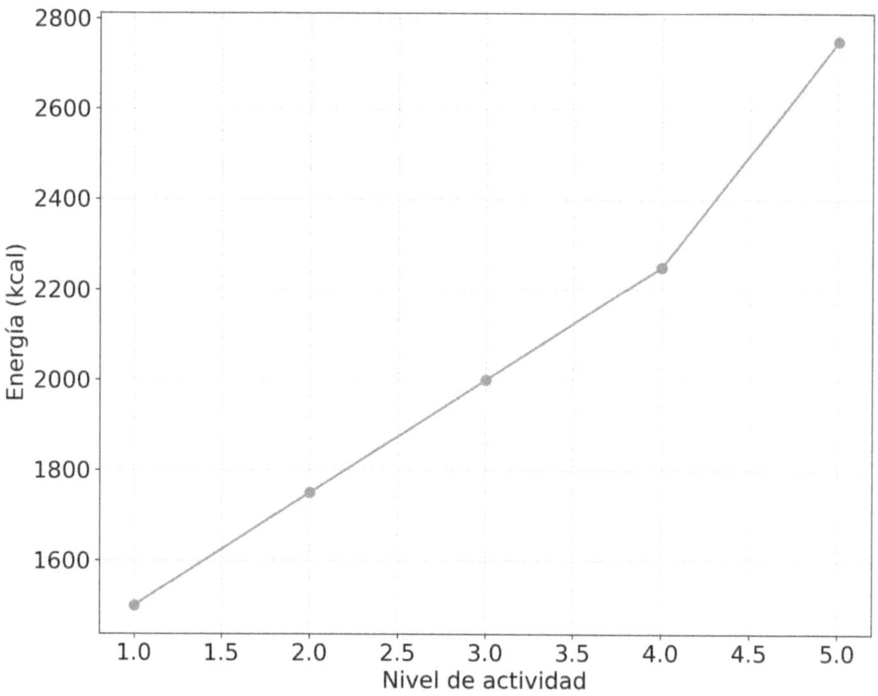

El gráfico ilustra cómo el aumento de los niveles de actividad se correlaciona directamente con un mayor gasto energético diario. Las personas con niveles de actividad más altos requieren significativamente más calorías para mantener su peso actual. Aquellos con estilos de vida sedentarios tienen menores necesidades energéticas, y la ingesta calórica excesiva puede conducir al aumento de peso. Comprender los niveles de actividad individuales es crucial para adaptar la ingesta dietética para lograr objetivos de peso específicos.

Distribución de las comidas

La distribución de la ingesta de alimentos a lo largo del día influye en varios procesos metabólicos y puede ser especialmente relevante en caso de hipotiroidismo. Una distribución uniforme de la ingesta de proteínas en 3–6 comidas, con 0,40–0,55 g de proteína por kilogramo de peso corporal en cada comida, puede optimizar la síntesis de proteínas musculares. Por ejemplo, alguien que pesa 70 kg debería aspirar a consumir entre 28 y 38,5 g de proteína por comida. [s36] Esto apoya la conservación de la masa muscular, que es importante para un metabolismo activo. Además, se recomienda consumir una comida dentro de una o dos horas antes y después del entrenamiento para favorecer la recuperación y el desarrollo muscular. [s36] Junto con la distribución de proteínas, la ingesta total de energía también juega un papel importante. El concepto de alimentación restringida en el tiempo (TRE), donde la ingesta de alimentos se limita a un período específico, puede, según estudios, favorecer la pérdida de peso mediante una reducción en la ingesta calórica. [s37] Es interesante que TRE también puede tener efectos positivos sobre la sensibilidad a la insulina y los niveles de azúcar en sangre, incluso sin pérdida de peso. [s37] La combinación de TRE con entrenamiento de fuerza puede contribuir adicionalmente a conservar la masa muscular y mejorar la composición corporal. [s37] El cambio de un metabolismo basado en glucosa a un metabolismo basado en cetonas durante las fases de ayuno en TRE estimula la quema de grasa. [s37] Por lo tanto, TRE puede ser una estrategia para el control del peso sin necesidad de contar calorías de forma permanente. [s37] Otro aspecto que no debe ser descuidado es la ingesta adecuada de frutas y verduras. Los estudios muestran que muchas personas no consumen estos grupos de alimentos en la cantidad recomendada, lo que indica una distribución de nutrientes desequilibrada. [s38] Una integración consciente de frutas y verduras

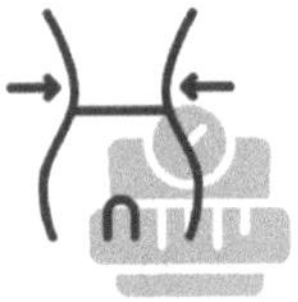

en las comidas diarias contribuye a la provisión de vitaminas, minerales y fibra importantes, apoyando así la función tiroidea y el metabolismo.

Bueno saber

Metabolismo basado en cetonas

En el metabolismo basado en cetonas, el cuerpo utiliza grasa en lugar de glucosa como fuente principal de energía. Esto ocurre cuando la ingesta de carbohidratos se reduce drásticamente, por ejemplo, durante el ayuno o en una dieta cetogénica. Las cetonas son una fuente alternativa de energía para el cerebro y pueden influir positivamente en la función cognitiva y el metabolismo. Un metabolismo basado en cetonas también puede apoyar la función tiroidea al reducir la inflamación.

Sensibilidad a la insulina

La sensibilidad a la insulina describe cuán bien las células del cuerpo responden a la hormona insulina. Una alta sensibilidad a la insulina significa que las células pueden absorber glucosa de manera efectiva de la sangre, lo que conduce a niveles estables de azúcar en sangre. Una baja sensibilidad a la insulina puede provocar problemas metabólicos y aumento de peso. Una dieta equilibrada y ejercicio regular pueden mejorar la sensibilidad a la insulina y apoyar la función tiroidea.

Distribución Óptima de Comidas para la Salud de la Tiroides

Visualización del balance de macronutrientes para el apoyo de la tiroides.

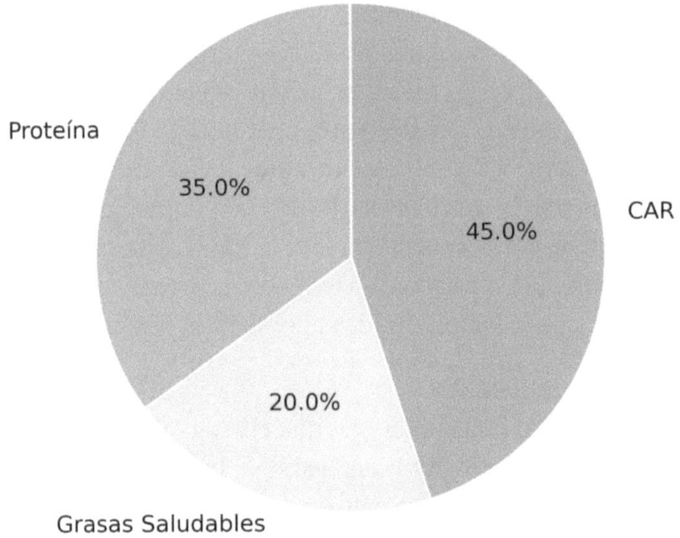

- CAR: Carbohidratos Complejos (45%)
- FAT: Grasas Saludables (20%)
- PRO: Proteína (35%)

Esta gráfica enfatiza la ingesta equilibrada de macronutrientes para una función tiroidea óptima. Priorizar las proteínas ayuda con la producción de hormonas, mientras que los carbohidratos complejos proporcionan energía sostenida sin picos de azúcar en la sangre que puedan interferir con el equilibrio de la hormona tiroidea. Las grasas saludables son cruciales para la síntesis de hormonas y el bienestar general. Esta distribución apoya niveles de energía estables y un metabolismo saludable, que son esenciales para aquellos con problemas de tiroides.

Promoción de la digestión

Una digestión saludable es esencial para el óptimo funcionamiento de la tiroides y un metabolismo eficaz. A través del llamado eje alimentación-intestino-tiroides, existe una relación directa entre los alimentos que consumimos y la actividad de nuestra tiroides [s39]. Los microorganismos que habitan en el intestino, la microbiota intestinal, influyen en la función tiroidea de diversas maneras. Modulan la respuesta inmune del cuerpo, afectan la absorción de nutrientes y actúan a través de mecanismos epigenéticos sobre la síntesis y el metabolismo de las hormonas tiroideas [s39]. Por lo tanto, una flora intestinal equilibrada es de gran importancia para una tiroides saludable. Las hormonas tiroideas en sí mismas regulan la producción y el uso de energía en el cuerpo, regulando así el metabolismo [s40]. La enzima 5'-Deiodinasa Tipo 2 (D2) juega un papel crucial en la conversión de la hormona tiroidea T4 en la activa T3. A través de la mayor disponibilidad local de T3 en los tejidos, se estimula el metabolismo [s40]. Las hormonas tiroideas afectan tanto la acumulación como la descomposición de grasas (lipólisis y lipogénesis), siendo la descomposición de grasas predominante en niveles hormonales elevados [s40]. La interacción de las hormonas

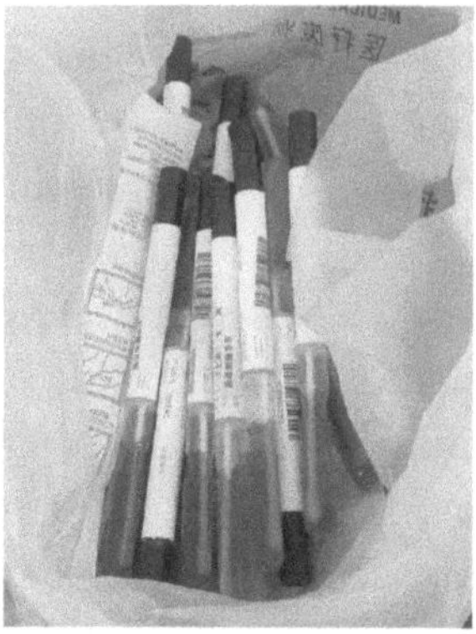

microbiota intestinal [i17]

Pectinas [i18]

tiroideas con otros receptores nucleares, como PPAR y LXR, es importante para la regulación del metabolismo del colesterol y las grasas [s40]. En el hígado, las hormonas tiroideas modulan la sensibilidad a la insulina e inhiben la formación de

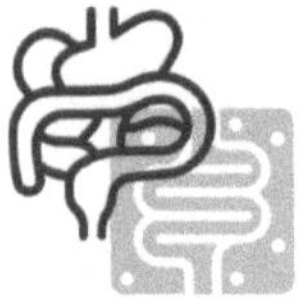

glucosa (gluconeogénesis), contribuyendo a la estabilización del azúcar en sangre [s40]. Para la actividad óptima de las hormonas tiroideas, es necesaria una ingesta adecuada de ciertos nutrientes, como selenio, hierro y yodo [s41]. El sobrepeso aumenta el riesgo de enfermedades tiroideas [s41]. Los efectos secundarios del sobrepeso, como los trastornos del metabolismo de las grasas (dislipidemia) y oxidativer_stress, pueden alterar el equilibrio hormonal [s41]. También la composición de la flora intestinal influye en la acumulación de grasa y puede afectar la regulación hormonal [s41]. Para promover la digestión y apoyar la salud intestinal, una dieta rica en fibra con muchas frutas, verduras y productos integrales puede ser útil. Aproximadamente una manzana al día puede, a través de los pectinas que contiene, influir positivamente en la flora intestinal.

Bueno saber

Mecanismos epigenéticos

Los mecanismos epigenéticos son cambios en la actividad genética que no se basan en cambios en la secuencia de ADN en sí. La microbiota intestinal puede influir en la función tiroidea a través de mecanismos epigenéticos, alterando la actividad de los genes involucrados en la producción y acción de hormonas.

Microbiota intestinal

La microbiota intestinal, la totalidad de los microorganismos en el intestino, juega un papel importante en la salud tiroidea y el metabolismo, influyendo en la absorción de nutrientes y la actividad hormonal. Un desequilibrio en la flora intestinal puede contribuir a problemas tiroideos y trastornos metabólicos.

Pectinas

Las pectinas son fibras que se encuentran en frutas como las manzanas. Promueven la salud intestinal al servir como alimento para las bacterias intestinales beneficiosas y afectan positivamente la flora intestinal. Una flora intestinal saludable es importante para la función tiroidea y el metabolismo.

Contenido de fibra en alimentos comunes

Apoyando la salud de la tiroides a través de la dieta

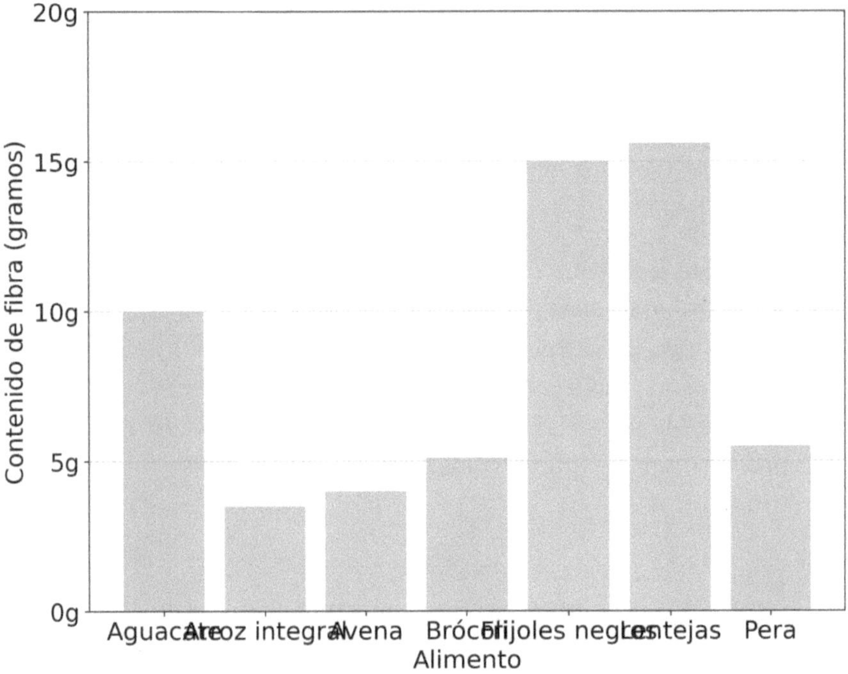

Agu: Aguacate (1 mediano)

AIn: Arroz integral (1 taza cocida)

Ave: Avena (1 taza cocida)

Bro: Brócoli (1 taza cocida)

FNe: Frijoles negros (1 taza cocida)

Len: Lentejas (1 taza cocida)

Per: Pera (1 mediana)

Esta gráfica destaca la variación significativa en el contenido de fibra entre diferentes grupos de alimentos. Priorizar las opciones con alto contenido de fibra, como las legumbres, ciertas frutas y los granos integrales, puede aumentar sustancialmente la ingesta diaria de fibra, lo cual es crucial para una digestión saludable y un metabolismo óptimo. Esto puede ser particularmente beneficioso para las personas con afecciones de la tiroides, ya que una mejor salud intestinal puede influir positivamente en el bienestar general.

Consejos concretos

- Integra alimentos amargos como la achicoria o el radicchio en tu dieta para estimular los jugos digestivos y mejorar la absorción de nutrientes.
- Bebe un vaso de agua con un chorrito de jugo de limón antes de las comidas para apoyar la producción de ácido gástrico.
- Mastica tu comida de manera consciente y lenta para aprovechar al máximo las enzimas digestivas.
- Tómate descansos regulares en tu día a día para reducir el estrés y aliviar la digestión.
- Experimenta con alimentos fermentados como el chucrut o el kimchi para fortalecer tu flora intestinal y optimizar la absorción de nutrientes.
- Incorpora diariamente una pequeña porción de semillas de lino en tu dieta para regular tu digestión de manera natural.
- Prepara sopas o guisos calientes con diferentes tipos de verduras para facilitar la digestión y al mismo tiempo obtener nutrientes importantes.
- Masajea suavemente tu abdomen en el sentido de las agujas del reloj para estimular la actividad intestinal.
- Bebe té de jengibre para aliviar las náuseas y apoyar la digestión.
- Realiza actividad física regularmente al aire libre para activar tu metabolismo y tu digestión.
- Come a horas fijas para acostumbrar a tu cuerpo a un ritmo regular y optimizar la digestión.
- Presta atención a tus señales digestivas individuales y ajusta tu dieta en consecuencia.

2. 2 Nutrición específica para Hashimoto

Una dieta específica para Hashimoto puede influir positivamente en el curso de esta enfermedad autoinmune de la tiroides. Su objetivo es reducir los procesos inflamatorios y aumentar el bienestar general, seleccionando ciertos alimentos de manera específica y restringiendo otros. Sin embargo, este enfoque dietético presenta desafíos y requiere una cuidadosa consideración de las necesidades individuales. Descubra a continuación cómo puede aliviar sus síntomas de Hashimoto y mejorar su calidad de vida con la alimentación adecuada.

En el caso de Hashimoto, una dieta antiinflamatoria, complementada con el uso específico de especias, puede mejorar el bienestar al reducir la inflamación y apoyar la digestión, teniendo en cuenta las intolerancias individuales y la dosis adecuada.

Dieta antiinflamatoria

Una dieta antiinflamatoria puede ser de apoyo en la tiroiditis de Hashimoto, una enfermedad autoinmune de la tiroides, al reducir los procesos inflamatorios crónicos en el cuerpo. Aunque no se ha demostrado científicamente de manera concluyente una relación directa entre la dieta y el riesgo de enfermedad [s42], un cambio en la alimentación puede influir positivamente en el bienestar general y aliviar síntomas de inflamación como dolor, fatiga e hinchazón. El enfoque está en el consumo de alimentos ricos en antioxidantes, vitaminas, minerales y ácidos grasos omega-3, mientras que se reducen los alimentos proinflamatorios. Los alimentos antiinflamatorios incluyen frutas y verduras de diversos colores, ya que son ricos en antioxidantes que neutralizan radicales libres y contrarrestan el daño celular. Las bayas como los arándanos y las frambuesas, así como las verduras de hoja verde como la espinaca y la col rizada, y crucíferas como el brócoli y la coliflor son especialmente recomendables. También el pescado graso, como el salmón, la caballa y el arenque, proporciona valiosos ácidos grasos omega-3 que tienen un efecto antiinflamatorio. Nueces y semillas, especialmente nueces y semillas de lino, son también buenas fuentes de ácidos grasos omega-3 y aportan minerales y vitaminas importantes. Aceites de alta calidad como el aceite de oliva y el aceite de linaza complementan la ingesta de grasas y también aportan sustancias antiinflamatorias. Especias como la cúrcuma y el jengibre pueden tener efectos antiinflamatorios y enriquecer el sabor de los platos. Así, un batido matutino con bayas, espinaca, semillas de lino y un poco de jengibre se puede integrar fácilmente en la rutina diaria y proporciona una variedad de nutrientes antiinflamatorios. Por otro lado, los alimentos proinflamatorios deben ser reducidos. Esto incluye especialmente alimentos altamente procesados con alto contenido de azúcar y grasa, como dulces, comida rápida y platos precocinados. También se debe consumir carne roja y embutidos con moderación. Productos de cereales refinados como el pan blanco y el arroz blanco pueden promover la inflamación. Además, las intolerancias alimentarias pueden desencadenar reacciones inflamatorias. Por lo tanto, es recomendable prestar atención a las intolerancias individuales y evitar los alimentos correspondientes. El alcohol y la nicotina también tienen un efecto proinflamatorio y deben ser evitados o reducidos. [s42] Una dieta antiinflamatoria no garantiza la curación de Hashimoto, pero puede contribuir valiosamente a aliviar los síntomas y mejorar el bienestar general. Ofrece una forma de hacer algo activo por la propia salud y apoyar al cuerpo en el manejo de la enfermedad autoinmune.

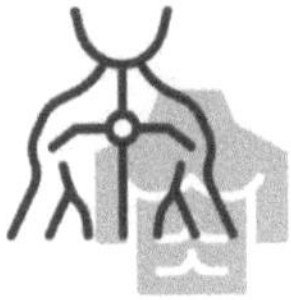

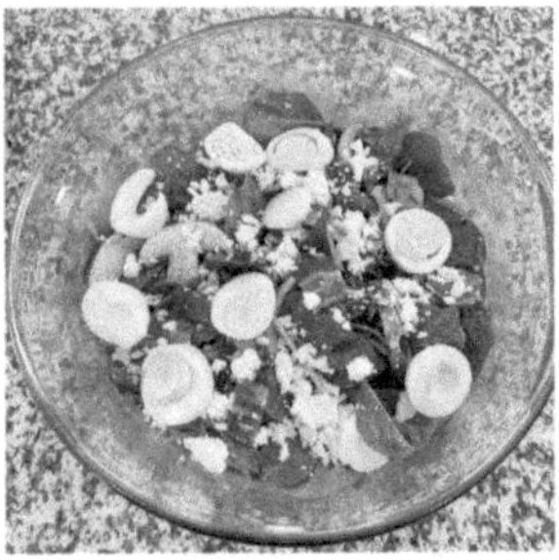

Espinacas [i19]

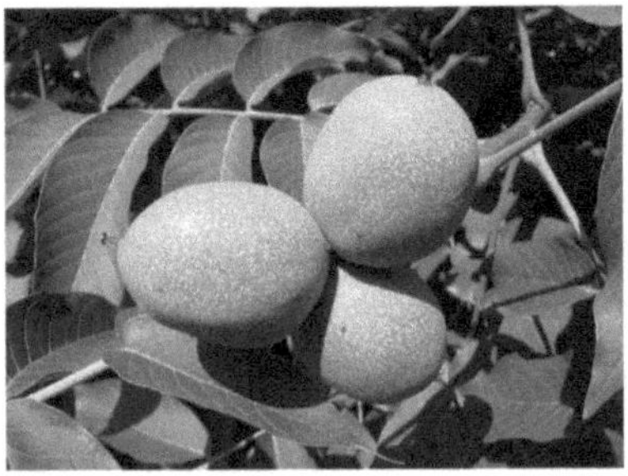

Nuez [i20]

Bueno saber

Crucíferas

Tipos de verduras como el brócoli, la coliflor y el nabo que contienen glucosinolatos. Estas sustancias pueden influir en la absorción de yodo por parte de la tiroides. En Hashimoto, se recomienda disfrutar de las crucíferas con moderación y cocinarlas bien para reducir el efecto de los glucosinolatos.

Enfermedad autoinmune

Una enfermedad en la que el sistema inmunológico ataca erróneamente las células y tejidos del propio cuerpo. En la tiroiditis de Hashimoto, la reacción inmunitaria se dirige contra la tiroides.

Radicales libres

Moléculas inestables que pueden dañar las células. Una dieta rica en antioxidantes puede ayudar a neutralizar estas moléculas dañinas y así proteger la tiroides.

Alimentos antiinflamatorios

Efecto sobre la inflamación

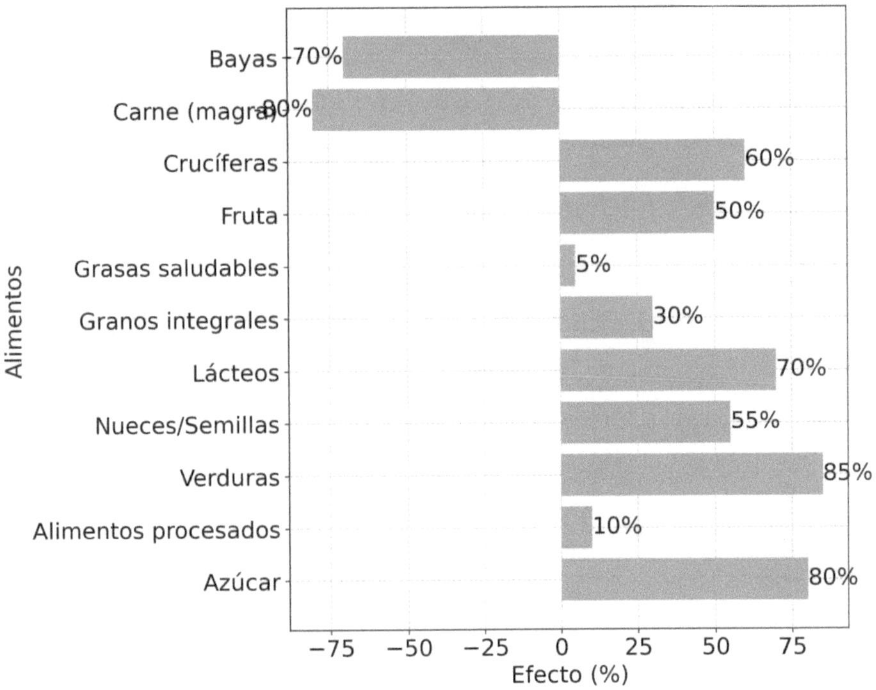

AZU: Azúcar

CAR: Carne (magra)

FRU: Fruta

GRI: Granos integrales

N/S: Nueces/Semillas

VER: Verduras

BAY: Bayas

CRU: Crucíferas

GRA: Grasas saludables

LAC: Lácteos

PRO: Alimentos procesados

El gráfico de barras muestra el grado en que diferentes grupos de alimentos pueden inhibir la inflamación. Las verduras crucíferas y las bayas muestran el mayor efecto positivo, mientras que el azúcar y los alimentos procesados promueven la inflamación.

Protocolo autoinmune

El protocolo autoinmune (AIP) representa una variante más estricta de la dieta antiinflamatoria y puede ser beneficioso para Hashimoto, fortaleciendo la mucosa intestinal y reduciendo las reacciones inflamatorias [s43] [s44]. En el centro del AIP está la eliminación de alimentos que pueden afectar negativamente la flora intestinal y potenciar las reacciones autoinmunes. Esto incluye, además de gluten [s45], también plantas de la familia de las solanáceas (por ejemplo, tomates, pimientos), legumbres, nueces, semillas, huevos y ciertos productos lácteos. Al mismo tiempo, se evitan los alimentos altamente procesados, el azúcar refinado y los aceites industriales. El enfoque está en alimentos ricos en nutrientes y no procesados, como verduras (por ejemplo, verduras de hoja verde, crucíferas), frutas (excepto los cítricos), grasas saludables (por ejemplo, aguacate, aceite de oliva), carne salvaje, aves de corral y vísceras [s43]. Estos alimentos proporcionan micronutrientes importantes como calcio, zinc y selenio, que son relevantes para la producción de hormonas tiroideas [s46]. Al renunciar a alimentos potencialmente problemáticos y al mismo tiempo proporcionar nutrientes esenciales, se espera que el AIP mejore la salud

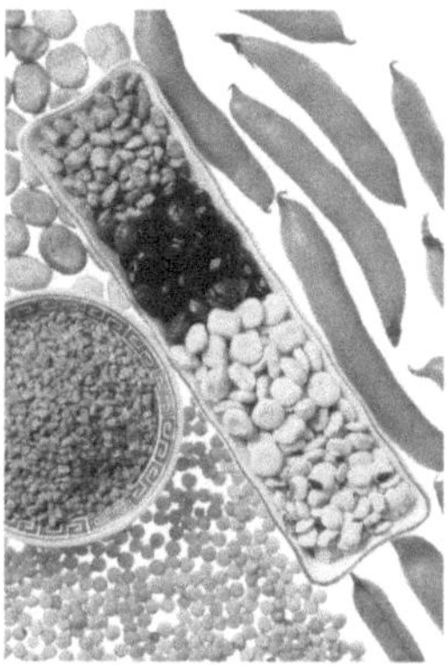

Legumbres [i21]

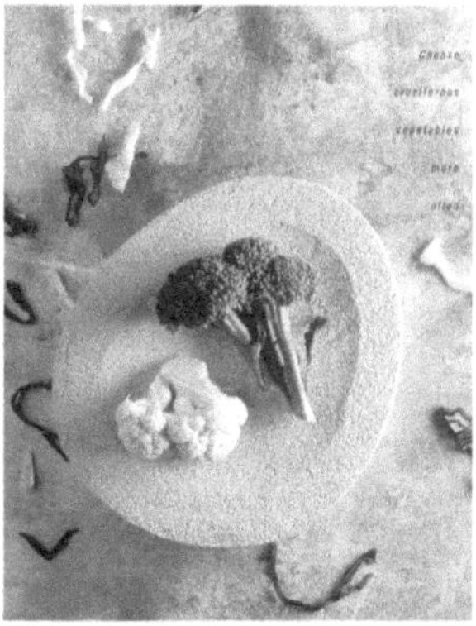

Crucíferas [i22]

intestinal y, por ende, reduzca los procesos inflamatorios en el cuerpo [s47]. Un intestino sano es la base para un sistema inmunológico funcional y puede ayudar a aliviar los síntomas de Hashimoto. Sin embargo, el AIP no es una dieta a corto plazo, sino más bien un cambio dietético a largo plazo. Después de una fase de eliminación, en la que se evitan estrictamente los alimentos mencionados anteriormente, pueden reintroducirse gradualmente para identificar intolerancias individuales. Así se puede determinar qué alimentos realmente causan molestias y cuáles se pueden consumir sin problemas. La observación de las reacciones físicas a los alimentos reintroducidos es crucial. El AIP puede servir como una herramienta para determinar la tolerancia personal a los alimentos y desarrollar una estrategia dietética individual para Hashimoto. El alto contenido de hierro, zinc y selenio en los productos animales puede apoyar la función tiroidea [s48]. Al mismo tiempo, se debe prestar atención a los alimentos goitrogene, que pueden afectar negativamente las hormonas tiroideas [s48]. Una dieta AIP equilibrada en combinación con una terapia individual puede contribuir a mejorar la calidad de vida con Hashimoto [s46].

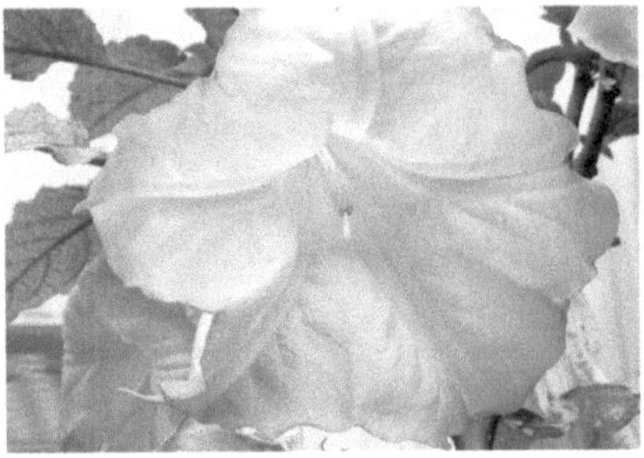

Solanáceas [i23]

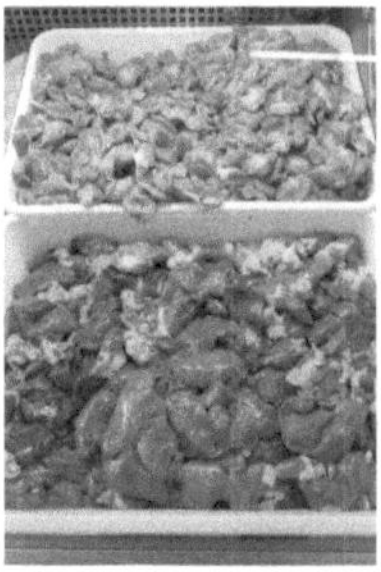

Despojos [i24]

Bueno saber

Gluten

El gluten es una proteína que se encuentra en muchos cereales como el trigo, el centeno y la cebada. En personas con intolerancia al gluten o enfermedad celíaca, el gluten puede desencadenar inflamación en el intestino. Dado que Hashimoto es una enfermedad autoinmune, se sospecha que el gluten puede intensificar los procesos inflamatorios en el cuerpo y afectar la función tiroidea en algunos afectados.

Legumbres

Las legumbres como frijoles, lentejas y guisantes son ricas en fibra y nutrientes. Sin embargo, también contienen lectinas y fitatos, que pueden afectar la absorción de ciertos nutrientes. En relación con Hashimoto, se discute si estas sustancias afectan la salud intestinal y, por ende, indirectamente la función tiroidea.

Plantas de la familia de las solanáceas

Las plantas de la familia de las solanáceas son una familia de plantas que incluye, entre otros, tomates, pimientos, patatas y berenjenas. Algunas personas reaccionan de manera sensible a ciertos componentes de las solanáceas, que podrían promover la inflamación. En el contexto de la dieta AIP, a menudo se eliminan para observar su posible influencia en la función tiroidea.

Fases de la dieta AIP para Hashimoto

Duración típica de las fases de la dieta AIP para Hashimoto.

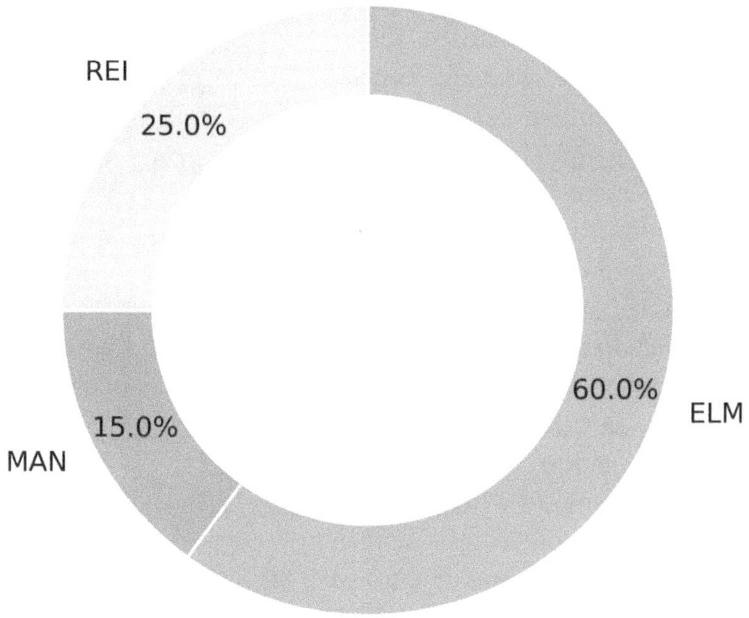

- ELM: Fase de eliminación
- MAN: Fase de mantenimiento
- REI: Fase de reintroducción

La fase de eliminación es la fase más restrictiva y más larga, lo que destaca su importancia para identificar los alimentos desencadenantes. La fase de reintroducción, aunque más corta, es crucial para los ajustes dietéticos personalizados. La fase de mantenimiento representa el manejo dietético a largo plazo.

Especias curativas

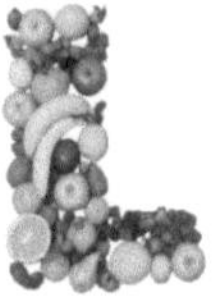

Las especias pueden no solo mejorar el sabor de los alimentos en Hashimoto, sino que, gracias a sus diversos componentes, también pueden influir positivamente en la salud. La canela, conocida por su aroma dulce y cálido, actúa, por ejemplo, regulando el azúcar en la sangre y puede reducir el oxidativen_stress [s49]. El ajo, una especia intensamente picante, posee propiedades antimicrobianas y inmunomoduladoras [s49]. Ambas especias pueden disminuir procesos inflamatorios en el cuerpo, lo que puede ser beneficioso en Hashimoto. También el comino y el cilantro pueden ser valiosas adiciones al plan de alimentación. El comino, con su sabor terroso y especiado, apoya la digestión y puede aliviar la hinchazón. El cilantro, que tiene un sabor fresco y cítrico, actúa como desintoxicante y puede promover la eliminación de metales pesados [s49]. Por lo tanto, mediante la selección y combinación específicas de especias, no solo se pueden establecer acentos culinarios, sino también lograr efectos positivos en la salud. Sin embargo, se debe prestar atención a la tolerancia individual. Por ejemplo, ciertas especias pueden ser problemáticas en caso de intolerancias alimentarias existentes. Un consumo excesivo de canela de ciertas variedades (canela Cassia) puede causar daños hepáticos

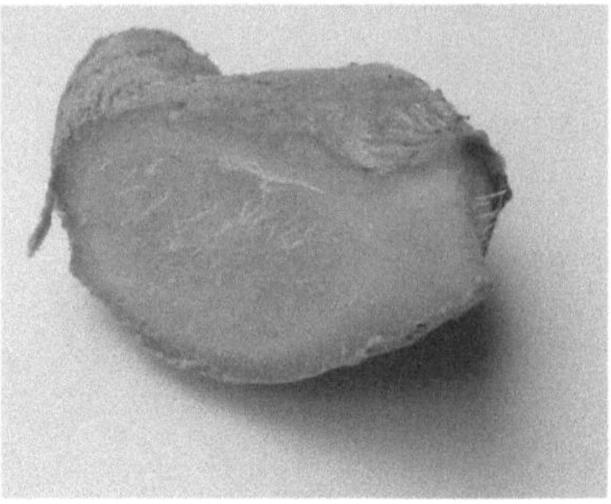

Jengibre [i25]

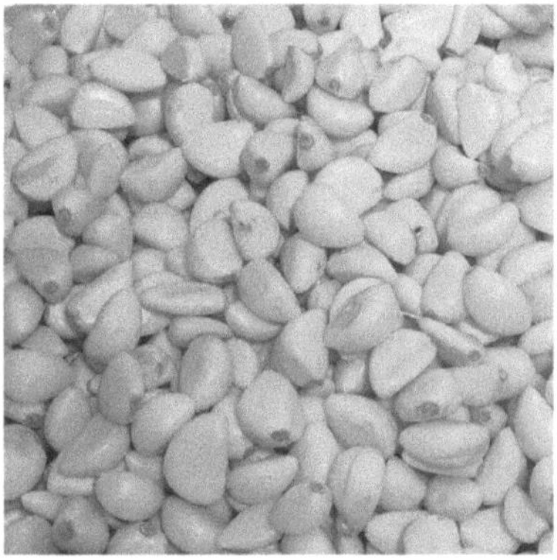

Ajo [i26]

debido al contenido de cumarina. Por lo tanto, se recomienda utilizar canela de Ceilán, que tiene un contenido de cumarina significativamente menor. Es aconsejable discutir el uso de especias con un médico o nutricionista para garantizar una integración óptima en el plan de alimentación individual. Así, las especias pueden contribuir valiosamente a una dieta saludable y equilibrada en Hashimoto. En particular, en el marco del aip, las especias pueden ayudar a intensificar el sabor de los alimentos permitidos y así compensar la selección limitada de alimentos. Un plato de pollo con comino, cilantro y jengibre puede, por ejemplo, ser una comida sabrosa y al mismo tiempo digestiva. También en caso de intolerancias existentes a los huevos y productos lácteos, que son comunes en el hipotiroidismo [s50], las especias pueden ayudar a realzar el sabor de los platos alternativos.

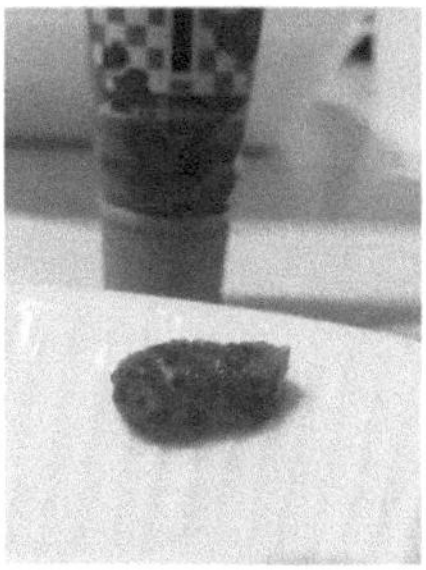

Cilantro [i27]

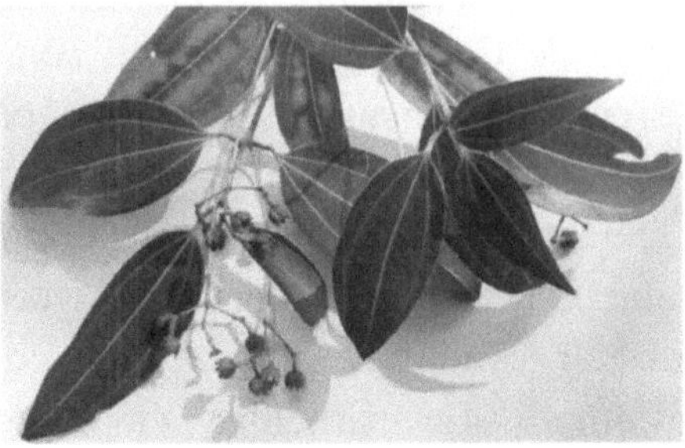

Canela [i28]

Especias beneficiosas para el Hashimoto

Impacto de las especias en la función tiroidea, categorizadas por propiedades antiinflamatorias y antioxidantes.

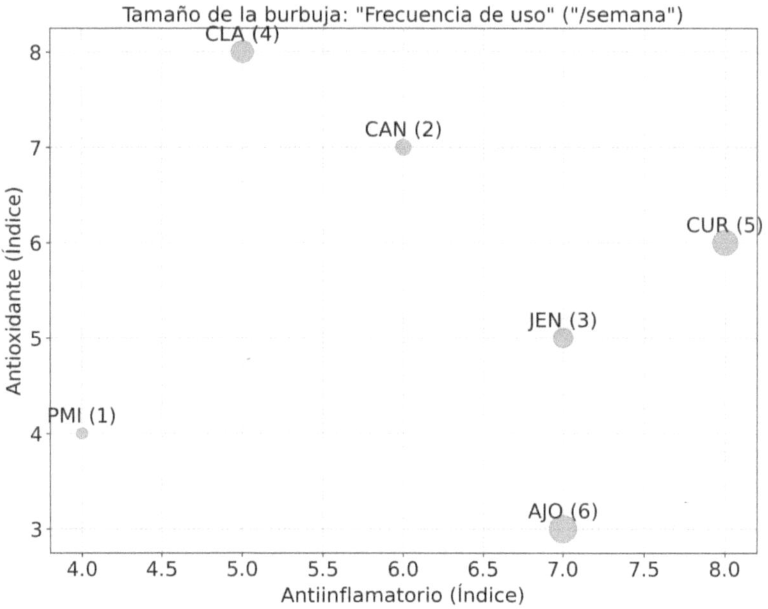

Blasengröße: Frecuencia de uso (/semana)

AJO: Ajo	CAN: Canela
CLA: Clavo	CUR: Cúrcuma
JEN: Jengibre	PMI: Pimienta negra

Las especias con altas propiedades antiinflamatorias y efectos antioxidantes moderados parecen particularmente beneficiosas para controlar los síntomas de Hashimoto. Aquellas con potentes propiedades antioxidantes podrían desempeñar un papel de apoyo, mientras que las especias con valores más bajos en ambas categorías pueden ofrecer menos beneficios específicos.

Consejos concretos

- Rote semanalmente sus variedades de verduras para incorporar una amplia gama de micronutrientes y prevenir posibles intolerancias.
- Cree su propia mezcla de especias a base de cúrcuma, jengibre y comino, y utilícela a diario para verduras, pescado o carne.
- Descubra la diversidad de las variedades de col: desde el clásico repollo blanco hasta el repollo rojo y el pak choi, cada tipo ofrece nutrientes únicos.
- Prepare una gran porción de caldo de huesos una vez a la semana y congélelo en porciones. Utilice el caldo como base para sopas o bébalo solo.
- Mejore sus ensaladas con semillas germinadas como brotes de brócoli o alfalfa. Estas son ricas en enzimas y nutrientes.
- Sustituya la pasta convencional por fideos de calabacín o zanahoria y combínelos con una salsa casera de tomate y hierbas (si es tolerable).
- Beba un vaso de jugo de zanahoria diariamente, enriquecido con una gota de aceite de linaza, para apoyar el suministro de vitamina A y omega-3.
- Hornee su propio pan con harinas sin gluten como trigo sarraceno o harina de coco y añada nueces y semillas.
- Reemplace el café por café de cereales de cebada o lupino para cuidar sus glándulas suprarrenales.
- Incorpore regularmente alcachofas en su dieta para apoyar la función hepática.

2. 3 Apoyo naturopático

Una función tiroidea reducida afecta todo el metabolismo y puede causar diversas molestias. Las medidas de medicina natural, como plantas medicinales, jugos, batidos y tés de hierbas, pueden complementar la alimentación y ofrecen oportunidades para apoyar la función tiroidea de manera natural. Influyen, entre otros, en el equilibrio hormonal, el metabolismo y la absorción de nutrientes. Sin embargo, la selección y aplicación adecuadas de estas medidas son decisivas para el éxito individual. Descubra en este capítulo cómo puede aprovechar el poder de la naturaleza para su salud tiroidea.

> *El apoyo de la medicina natural en problemas de tiroides debe adaptarse individualmente a las necesidades y ser supervisado por un médico para garantizar una eficacia y seguridad óptimas.*

Uso de plantas medicinales

Las plantas medicinales pueden ser utilizadas como apoyo en problemas de tiroides, pero deben ser supervisadas por un médico. Los estudios muestran que ciertos compuestos vegetales pueden reducir el tamaño de los nódulos tiroideos benignos [s51]. Se discuten las propiedades antiinflamatorias y la mejora del estado antioxidante como posibles mecanismos de acción [s51]. Sin embargo, se requieren más investigaciones para comprender completamente estas relaciones [s51]. La Medicina Tradicional China (MTC) también utiliza plantas medicinales para tratar nódulos tiroideos benignos, adaptando la selección de hierbas al paciente individual [s52]. El objetivo es promover la circulación del Qi del hígado y regular la circulación sanguínea [s52]. La combinación de la aplicación oral y externa de medicina herbal puede tener un efecto sinérgico y afectar positivamente el curso de la enfermedad [s52]. Triphala, una medicina ayurvédica de tres frutas, se utiliza tradicionalmente en enfermedades gastrointestinales y regenerativas [s53]. Tiene efectos antioxidantes, antiinflamatorios y inmunomoduladores [s53]. Triphala puede influir positivamente en la flora intestinal al promover el crecimiento de bacterias beneficiosas y suprimir las no deseadas [s53]. Esto puede apoyar la digestión, la absorción de nutrientes e incluso el equilibrio hormonal [s53]. Sin embargo, la eficacia de Triphala puede verse afectada por la flora intestinal individual [s53]. En la medicina tradicional india, de la cual depende aproximadamente el 70% de la población rural, se utilizan más de 20,000 plantas medicinales [s54]. Estas se emplean para tratar diversas enfermedades, incluyendo diabetes, anemia y asma [s54]. Las combinaciones de diferentes plantas medicinales pueden promover la salud y aliviar diversas dolencias [s54]. Así, una mezcla de té de diferentes hierbas, comparable a la diversidad de la medicina tradicional india, puede adaptarse a las necesidades individuales.

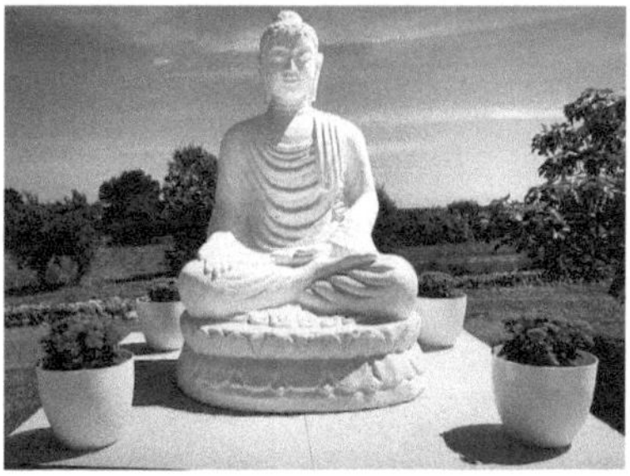

Ayurveda [i29]

Bueno saber

Circulación del Qi del hígado

Según la MTC, la circulación del Qi del hígado influye en el equilibrio hormonal y la función tiroidea. Una circulación del Qi del hígado alterada puede llevar a problemas tiroideos.

Estado antioxidante

Un estado antioxidante mejorado protege la tiroides de daños causados por radicales libres, que pueden provocar inflamaciones y disfunciones. Una dieta rica en antioxidantes puede ayudar a mantener la salud tiroidea.

Inmunomodulador

Las sustancias inmunomoduladoras pueden regular el sistema inmunológico y ayudar en enfermedades autoinmunes de la tiroides como Hashimoto.

Medicina ayurvédica

La medicina ayurvédica considera la tiroides como parte del sistema metabólico y utiliza hierbas para regular el Agni (fuego digestivo) y apoyar la función tiroidea.

Medicina Tradicional China (MTC)

La MTC considera la tiroides en relación con otros órganos y sistemas de energía. Se utilizan hierbas para restaurar el equilibrio en el cuerpo y armonizar la función tiroidea.

Eficacia de los Remedios Herbales para el Soporte de la Tiroides

Eficacia relativa basada en estudios

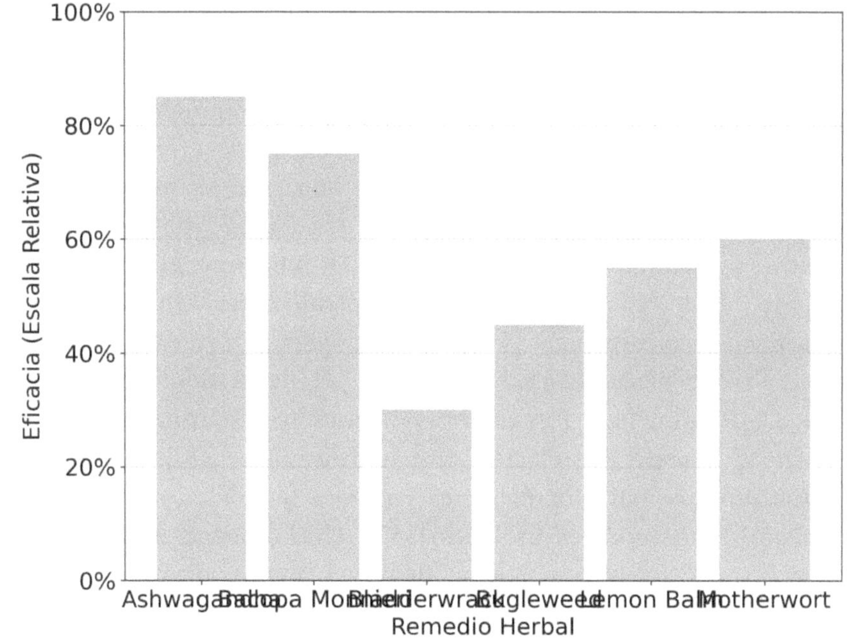

Ash: Ashwagandha	Bac: Bacopa Monnieri
Bla: Fucus Vesiculosus	Bug: Consuelda Media
LBa: Toronjil	Mow: Agripalma

Ashwagandha y Bacopa Monnieri muestran efectos prometedores en los niveles de hormonas tiroideas, lo que podría ayudar en el manejo del hipotiroidismo y el hipertiroidismo. Si bien la agripalma y el toronjil demuestran propiedades calmantes beneficiosas para los síntomas del hipertiroidismo, se necesita más investigación para solidificar estos hallazgos. El impacto relativamente menor del fucus vesiculosus podría atribuirse a la variabilidad del contenido de yodo y los posibles efectos secundarios.

Jugos y batidos

Los jugos y batidos pueden complementar la alimentación en problemas de tiroides, facilitando la absorción de vitaminas y minerales esenciales. Los batidos verdes, por ejemplo, ricos en vegetales de hoja, aportan vitamina A y K, así como magnesio, nutrientes relevantes para la producción hormonal y el metabolismo [s55]. Al licuar, se rompen las paredes celulares de las plantas, lo que aumenta la bioavailability de los nutrientes. Un batido verde con espinacas, col rizada y algo de fruta ofrece una dosis concentrada de mikronaehrstoffen y puede aumentar la ingesta diaria de verduras de manera sencilla. Además de los batidos verdes, los jugos de frutas, especialmente los cítricos, pueden influir positivamente en el equilibrio ácido-base debido a su contenido de citratos, que se metabolizan a bicarbonato [s56]. Contribuyen a la alcalinización del cuerpo, lo que afecta favorablemente el pH de la orina. Una ingesta adecuada de alimentos formadores de bases, como frutas y verduras, también se discute en relación con la función renal [s56]. Estudios sugieren que los extractos naturales en jugos y batidos pueden reducir el tamaño de los nódulos tiroideos [s57]. Una cantidad diaria de 0,5 a 1 litro de jugo de fruta puede provocar cambios medibles en el pH [s56]. La selección de ingredientes es crucial: mientras que los jugos cítricos tienen un efecto alcalinizante, los jugos con alto contenido de azúcar pueden afectar negativamente el nivel de azúcar en sangre. Por lo tanto, es recomendable optar por una mezcla equilibrada de frutas y verduras y preferir jugos y batidos caseros para evitar aditivos. También los aceites prensados en frío, como los que se utilizan en los batidos, aportan ácidos grasos valiosos y pueden apoyar la absorción de nutrientes [s55]. La combinación de diferentes ingredientes, similar a la medicina tradicional india, permite una adaptación individual a las necesidades personales.

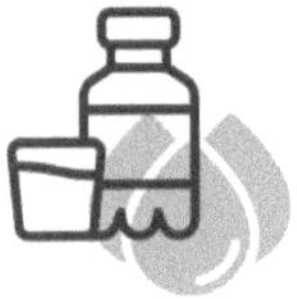

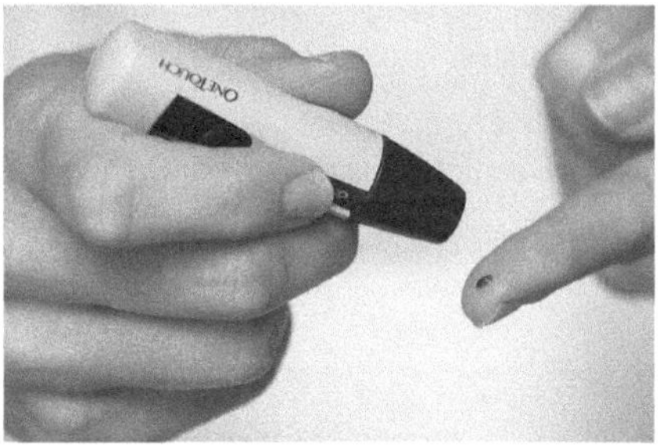

nivel de azúcar en sangre [i30]

Composición de un batido rico en nutrientes para la salud de la tiroides

Ejemplo de desglose de nutrientes en un batido que apoya la tiroides.

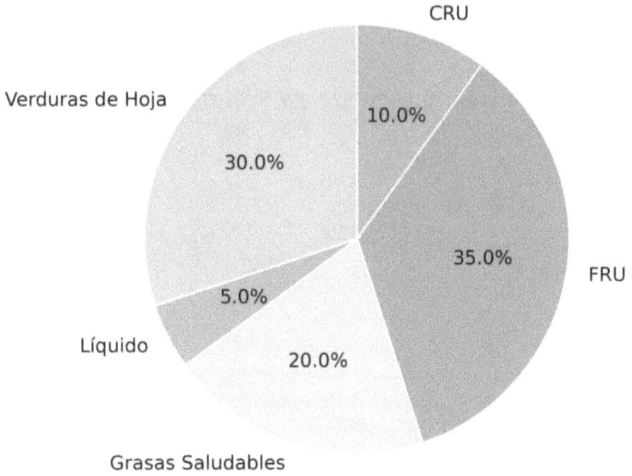

CRU: Vegetales crucíferos (ej. brócoli, coliflor)

FRU: Frutas (ej. bayas, plátano)

Grasas Saludables: Grasas saludables (ej. aguacate, nueces/semillas)

Líquido: Base líquida (ej. agua, agua de coco)

Verduras de Hoja: Verduras de hoja verde (ej. espinaca, col rizada)

Esta gráfica destaca la importancia de equilibrar los nutrientes para la salud de la tiroides. Las verduras de hoja verde proporcionan vitaminas y minerales vitales, mientras que las frutas aportan antioxidantes y azúcares naturales para obtener energía. La inclusión de grasas saludables apoya la producción de hormonas y el bienestar general. Las verduras crucíferas, aunque nutritivas, deben consumirse con moderación en personas con problemas de tiroides. Este equilibrio garantiza una ingesta diversa de nutrientes beneficiosos para apoyar la función tiroidea.

Tés de hierbas

Los tés de hierbas ofrecen una forma adicional de apoyar la función tiroidea de manera natural. Diferentes tés de hierbas pueden influir positivamente en el metabolismo y el equilibrio hormonal. Por ejemplo, los tés de hierbas de Aloe vera, canela, té verde, manzanilla o hojas de morera pueden promover la sensibilidad a la insulina y regular el metabolismo de lípidos y glucosa [s58]. El té verde y el orégano mejoran los niveles hormonales y la sensibilidad a la insulina, lo que puede ser especialmente relevante en casos de hipotiroidismo [s58]. También el efecto antiandrogénico de menta verde, que apoya el desarrollo de los folículos en el ovario, puede ser significativo en problemas tiroideos, ya que los desequilibrios hormonales a menudo están interconectados [s58]. La regaliz, con sus propiedades antiandrogénicas y similares al estrógeno, así como la cúrcuma, que reduce las complicaciones del estrés oxidativo, ofrecen más opciones para el apoyo natural [s58]. Sin embargo, la elección del té de hierbas adecuado debe hacerse de manera individual y considerar las necesidades personales. Una mezcla de té verde y menta podría, en comparación con la selección de hierbas en la MTC, influir positivamente tanto en el equilibrio hormonal como en el metabolismo. Además de las hierbas mencionadas, en la MTC también se utilizan otras hierbas que se adaptan al desequilibrio específico en el cuerpo

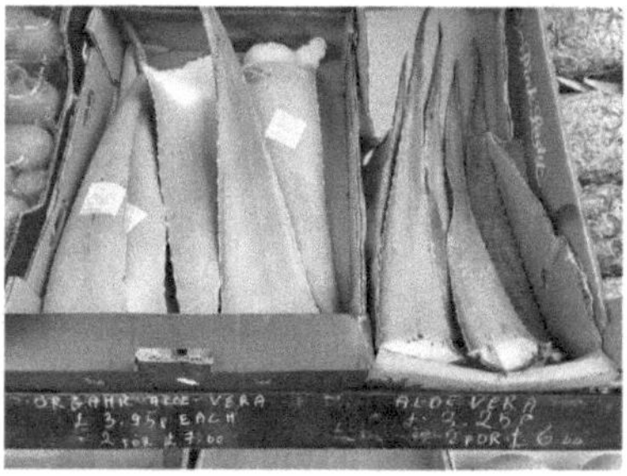

Aloe Vera [i31]

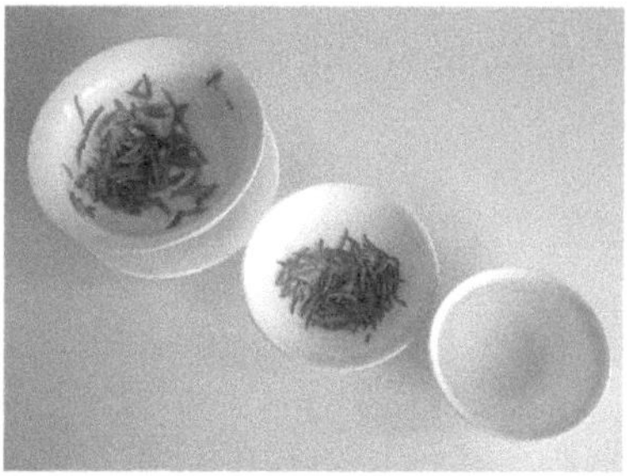

Té verde [i32]

[s59]. La MTC utiliza tés de hierbas para, por ejemplo, aclarar el flema y promover la circulación del Qi del hígado, lo que a su vez puede mejorar la circulación sanguínea y, por ende, el suministro de nutrientes a la tiroides [s59]. También el té verde tiene un efecto regulador sobre las hormonas tiroideas T3 y T4, y muestra propiedades antidiabéticas que pueden ser beneficiosas en casos de hipotiroidismo [s60]. Se recomienda aplicar los tés de hierbas en ciclos y observar su efecto en el cuerpo. En caso de dudas o enfermedades existentes, la aplicación de tés de hierbas siempre debe discutirse con un médico o un naturópata. Así se puede garantizar la selección óptima de las hierbas y la dosificación correcta. La combinación de tés de hierbas con una dieta equilibrada y otras medidas de medicina natural puede ofrecer un enfoque holístico para apoyar la salud tiroidea.

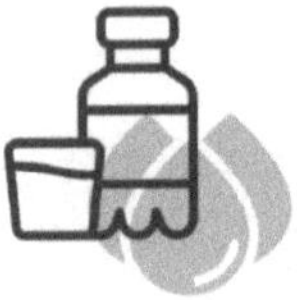

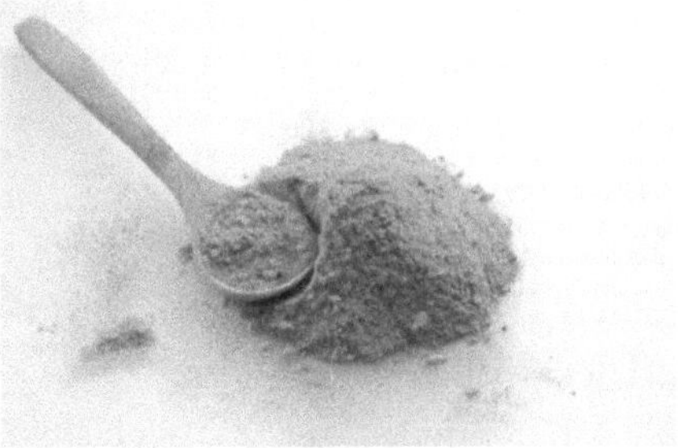

Cúrcuma [i33]

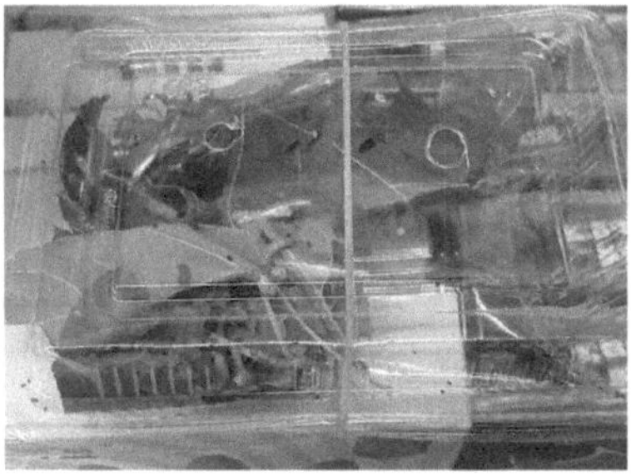

Hojas de morera [i34]

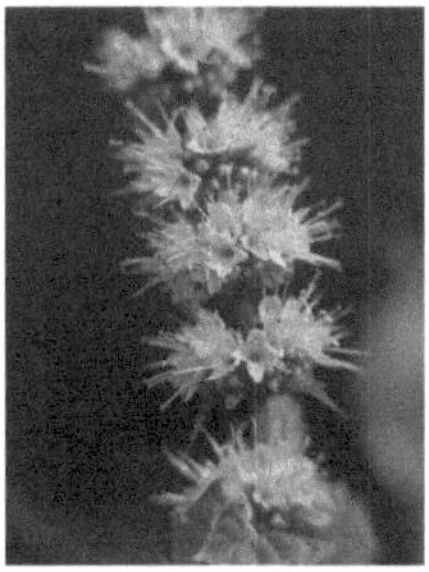

Hierbabuena [i35]

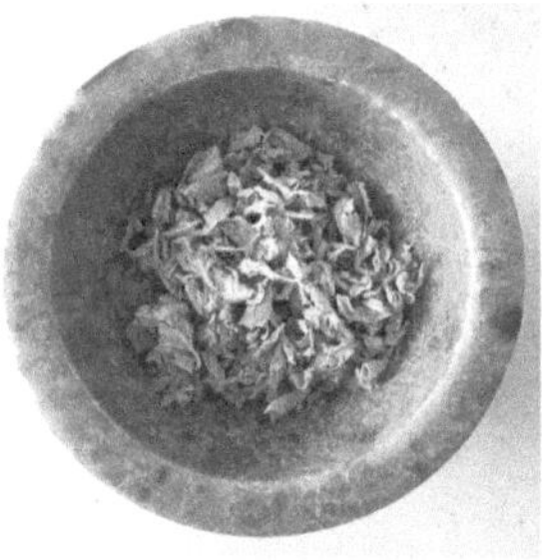

Mejorana [i36]

Bueno saber

Aloe Vera

El Aloe Vera puede apoyar el metabolismo y ayudar a regular el nivel de azúcar en sangre, lo que es importante para la función tiroidea.

Té verde

El té verde contiene antioxidantes que pueden reducir el daño celular y puede estimular el metabolismo, lo que puede ser útil en problemas tiroideos.

Hojas de morera

Las hojas de morera pueden regular el nivel de azúcar en sangre, lo que puede ser relevante en enfermedades tiroideas.

Menta verde

La menta verde puede aliviar los desequilibrios hormonales y apoyar la digestión, lo que puede ser útil en problemas tiroideos.

Contenido de yodo en infusiones de hierbas

Contenido de yodo de diferentes tés

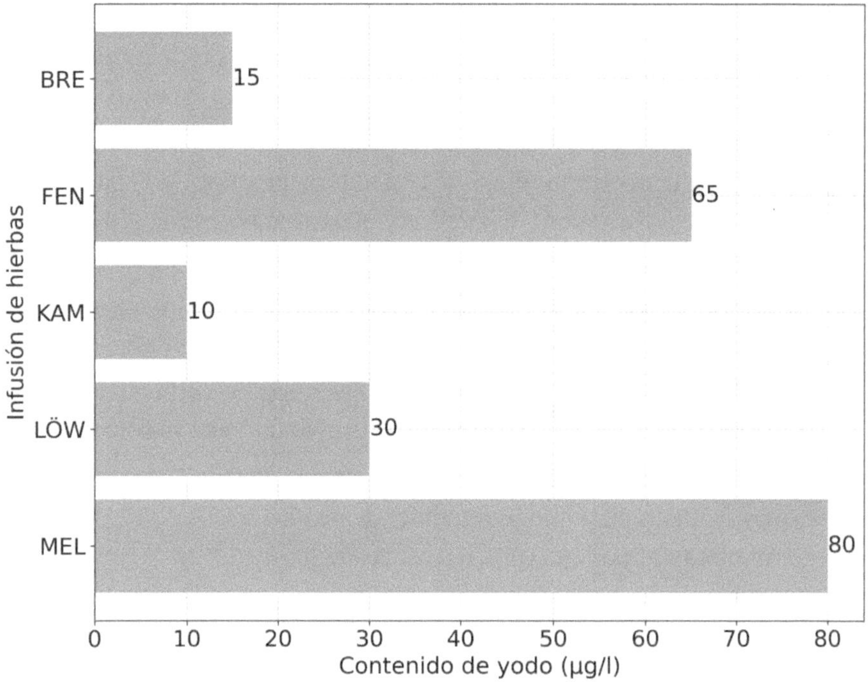

BRE: Ortiga

FEN: Hinojo

KAM: Manzanilla

LÖW: Diente de león

MEL: Melisa

El gráfico de barras muestra el contenido de yodo de diferentes infusiones de hierbas. La ortiga y el diente de león muestran valores más altos, mientras que la melisa y la manzanilla contienen menos yodo. Esto sugiere que la ortiga y el diente de león podrían desempeñar un papel de apoyo en los problemas de tiroides, pero es fundamental una consulta individual.

Consejos concretos

- Integra diariamente una taza de té de melisa en tu rutina para calmar tu sistema nervioso y apoyar indirectamente la función tiroidea.
- Enriquece tus comidas con fenogreco, cuyas semillas se utilizan tradicionalmente para apoyar el metabolismo y el equilibrio hormonal.
- Utiliza ashwagandha, una hierba adaptógena, para reducir el estrés y fortalecer tus glándulas suprarrenales, que trabajan en estrecha colaboración con la tiroides.
- Prepara un té nocturno relajante con valeriana y flor de la pasión para promover un sueño reparador y apoyar la regeneración nocturna de tu tiroides.
- Experimenta con cardo mariano para desintoxicar tu hígado y así optimizar el procesamiento hormonal.
- Bebe regularmente una infusión de hojas secas de verbena de limón para estimular tu digestión y mejorar la absorción de nutrientes.
- Aprovecha el poder de la terapia de yemas y consulta a un terapeuta experimentado para que te recomiende una mezcla individual de gemmoterapia, por ejemplo, de yemas de higuera.
- Descubre el efecto beneficioso del té de milenrama, que se utiliza tradicionalmente para aliviar los dolores menstruales y puede ayudar a armonizar el equilibrio hormonal.
- Realza tus platos con cardamomo, una especia que estimula la digestión y puede influir positivamente en el metabolismo.

Revisión - 2. Nutrición para el hipotiroidismo

Una función tiroidea reducida puede afectar su metabolismo y su nivel de energía. Por lo tanto, una alimentación adecuada juega un papel crucial en su bienestar. En lugar de reducir drásticamente las calorías, debe determinar su requerimiento energético de manera individual y ajustar su dieta en consecuencia. Tenga en cuenta su nivel de actividad y el efecto térmico de los alimentos. Una reducción moderada de peso, si es necesario, puede tener efectos positivos en su salud. Sin embargo, asegúrese de consumir suficientes grasas y proteínas para garantizar nutrientes esenciales y promover el desarrollo muscular. Un índice glucémico bajo puede ayudarle a mantener estable su nivel de azúcar en sangre y evitar antojos.

La distribución de sus comidas a lo largo del día también influye en su metabolismo y en la función tiroidea. Un aporte proteico uniforme a través de varias comidas puede optimizar la síntesis de proteínas musculares y apoyar la conservación muscular. Experimente con el concepto de alimentación restringida en el tiempo (TRE) para estimular la quema de grasa y mejorar su sensibilidad a la insulina. Además, integre suficientes frutas y verduras en su dieta para proporcionar a su cuerpo vitaminas, minerales y fibra importantes. La fibra es especialmente importante para una digestión saludable y una flora intestinal equilibrada, lo que a su vez puede influir positivamente en la función tiroidea.

Los procesos inflamatorios a menudo juegan un papel en enfermedades tiroideas como Hashimoto. Una dieta antiinflamatoria puede proporcionar alivio en este caso. Opte por alimentos ricos en antioxidantes y ácidos grasos omega-3, como bayas, verduras de hoja verde, pescado graso y nueces. Al mismo tiempo, reduzca el consumo de alimentos altamente procesados, azúcar y carne roja. El protocolo autoinmune (AIP) ofrece una variante aún más estricta, en la que se eliminan inicialmente alimentos potencialmente inflamatorios como las solanáceas y las legumbres, para luego reintroducirlos gradualmente y así identificar intolerancias individuales. Especias como la canela, el ajo, el jengibre, la cúrcuma y el cilantro no solo pueden mejorar el sabor de sus platos, sino que también pueden tener efectos antiinflamatorios y antioxidantes. Sin embargo, preste atención a la dosificación adecuada y a su tolerancia individual.

Complementariamente, puede integrar tés de hierbas y plantas medicinales en su dieta. La aloe vera, el té verde, la menta y las hojas de morera pueden, por ejemplo, influir positivamente en el metabolismo y el equilibrio hormonal. Los jugos y batidos ofrecen otra forma de incorporar nutrientes importantes. Sin embargo, también aquí debe prestar atención a una mezcla equilibrada de frutas y verduras y evitar las versiones con alto contenido de azúcar. Siempre consulte con su médico o naturópata sobre el uso de plantas medicinales y hierbas para excluir interacciones con medicamentos y posibles intolerancias individuales.

Un cambio en la dieta para la función tiroidea reducida requiere paciencia y perseverancia. Comience con pequeños pasos, experimente con diferentes alimentos y descubra qué le sienta bien. Escuche a su cuerpo y busque el consejo de expertos. Con la estrategia nutricional adecuada, puede apoyar su función tiroidea, recuperar su energía y mejorar su calidad de vida de manera sostenible.

3. Nutrición para el hipertiroidismo

¿Sabía que una alimentación adecuada en caso de hipertiroidismo puede influir positivamente en el curso de la enfermedad? Una selección específica de alimentos no solo apoya la terapia medicamentosa, sino que también puede aliviar síntomas concomitantes como la pérdida de peso y la inquietud interna. El cambio en la alimentación no requiere un conjunto de reglas complicadas, sino que se basa en unos pocos principios básicos que son fáciles de implementar. Este capítulo le mostrará cómo puede complementar su terapia de manera óptima con la elección adecuada de alimentos y mejorar su bienestar. Exploremos juntos qué estrategias nutricionales para la enfermedad de Graves están fundamentadas científicamente y han demostrado ser efectivas en la vida cotidiana.

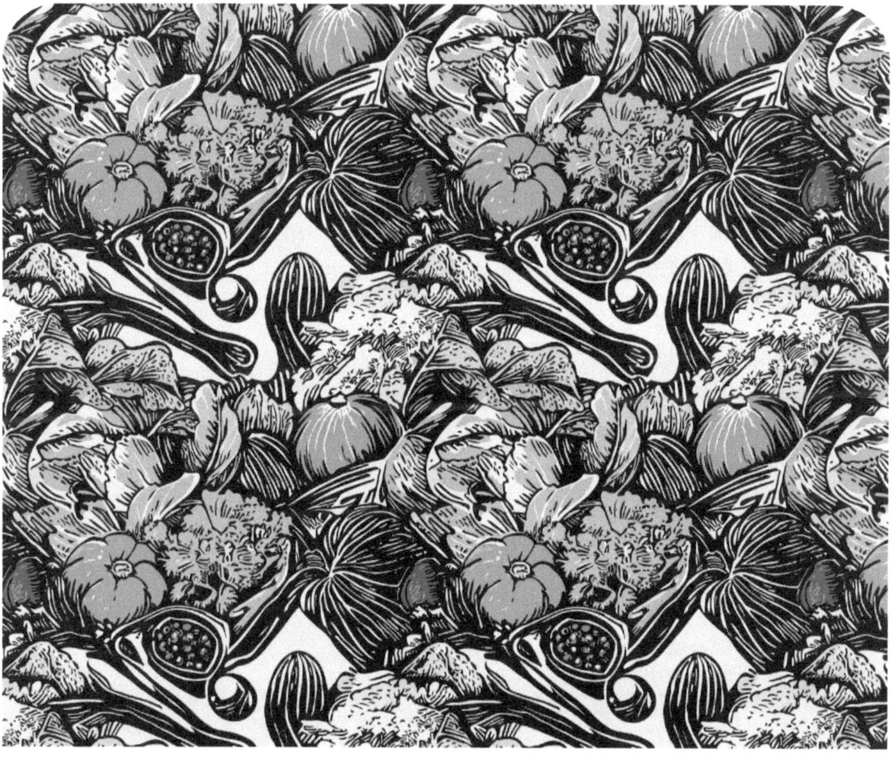

3. 1 Nutrición adecuada para la enfermedad de Graves-Basedow

En el caso de la enfermedad de Basedow, el metabolismo hiperactivo provoca diversas molestias, desde pérdida de peso y palpitaciones hasta insomnio. Una alimentación adecuada puede aliviar estos síntomas al calmar el metabolismo y proporcionar al cuerpo los nutrientes óptimos, sin sobrecargar la tiroides. Tanto la ingesta calórica como el suministro adecuado de micronutrientes como selenio, zinc, hierro, vitamina D y yodo juegan un papel crucial. Descubra cómo una dieta adecuada para Basedow puede ayudarle a aliviar sus molestias y mejorar su calidad de vida.

En el caso de la enfermedad de Basedow, es importante una ingesta calórica adecuada con alimentos ricos en nutrientes para cubrir el aumento de las necesidades energéticas sin estimular aún más el metabolismo. Al mismo tiempo, la adecuada provisión de micronutrientes, especialmente selenio, zinc, hierro, yodo y vitamina D, es crucial para una función tiroidea saludable. Una dieta que favorezca la salud intestinal, rica en fibra, apoya la absorción de nutrientes y contribuye indirectamente a la salud de la tiroides.

Calma del metabolismo

Un metabolismo hiperactivo, común en la enfermedad de Graves-Basedow, puede causar numerosas molestias, desde pérdida de peso y sofocos hasta palpitaciones y insomnio. Una alimentación adecuada puede ayudar a calmar el metabolismo y aliviar los síntomas. No se trata de una dieta radical, sino de un cambio de alimentación a largo plazo que proporcione al cuerpo todos los nutrientes necesarios sin estimular adicionalmente la tiroides. Un aspecto importante es la ingesta suficiente de calorías. El aumento del metabolismo consume más energía, lo que lleva a una mayor necesidad calórica. Si esta necesidad no se satisface, la pérdida de peso se intensifica y el cuerpo se estresa. Por lo tanto, es importante consumir suficientes alimentos ricos en calorías pero también nutritivos. Los productos integrales, los frutos secos y los aceites saludables proporcionan energía y nutrientes importantes sin aumentar aún más el metabolismo. Así, un plan de comidas rico en pan integral, nueces y aguacate puede satisfacer la mayor necesidad de energía y al mismo tiempo proporcionar al cuerpo vitaminas y minerales esenciales. Además de la ingesta calórica, la densidad de nutrientes de los alimentos juega un papel crucial. Son especialmente importantes los mikronaehrstoffe como selen, zinc y eisen, que están involucrados en la producción de hormonas tiroideas. La deficiencia de estos nutrientes puede afectar la función tiroidea y aumentar aún más el metabolismo. Por lo tanto, los alimentos ricos en estos micronutrientes deben estar regularmente en el plan de comidas. Esto incluye, por ejemplo, carne, pescado, legumbres y productos integrales. Otro factor que puede influir en el metabolismo es el hormonhaushalt. Estudios han demostrado que sustancias como 3,3′-diindolilmetano (DIM) pueden modular el metabolismo de estrógenos [s61]. El DIM aumenta la relación de 2-hidroxiéstron a 16α-hidroxiéstron, lo que puede tener efectos positivos en el equilibrio hormonal. Aunque se necesita más investigación para comprender los efectos exactos del DIM en la tiroides, los resultados sugieren que el DIM podría desempeñar un papel en la regulación del metabolismo [s61]. Una dieta rica en kreuzbluetlern como el brócoli y la coliflor puede aumentar la ingesta de DIM. Además de la alimentación, otros factores también pueden contribuir a calmar el metabolismo. Técnicas de relajación regulares como el yoga o la meditación pueden ayudar a reducir el estrés y calmar el sistema nervioso. También es importante dormir lo suficiente para regenerar el cuerpo y regular el metabolismo. La actividad física, adaptada a la capacidad individual, también puede tener efectos positivos. Al combinar una dieta equilibrada con un estilo de vida saludable, se puede calmar el metabolismo a largo plazo y mejorar la calidad de vida. Así, el entrenamiento de resistencia regular, comparable a caminar a paso ligero, puede influir positivamente en el metabolismo sin sobrecargar al cuerpo.

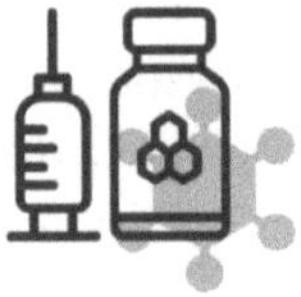

Bueno saber

Enfermedad de Graves-Basedow

Una enfermedad autoinmune en la que la tiroides está hiperactiva y produce demasiadas hormonas tiroideas. Esto conduce a un metabolismo acelerado.

Metabolismo de estrógenos

El proceso mediante el cual el cuerpo produce, utiliza y descompone los estrógenos. Un metabolismo de estrógenos equilibrado es importante para la salud general y puede influir en la función tiroidea.

Tasa metabólica vs. Ingesta de nutrientes

Ilustra la relación entre la ingesta de nutrientes y la tasa metabólica en el contexto de la enfermedad de Graves.

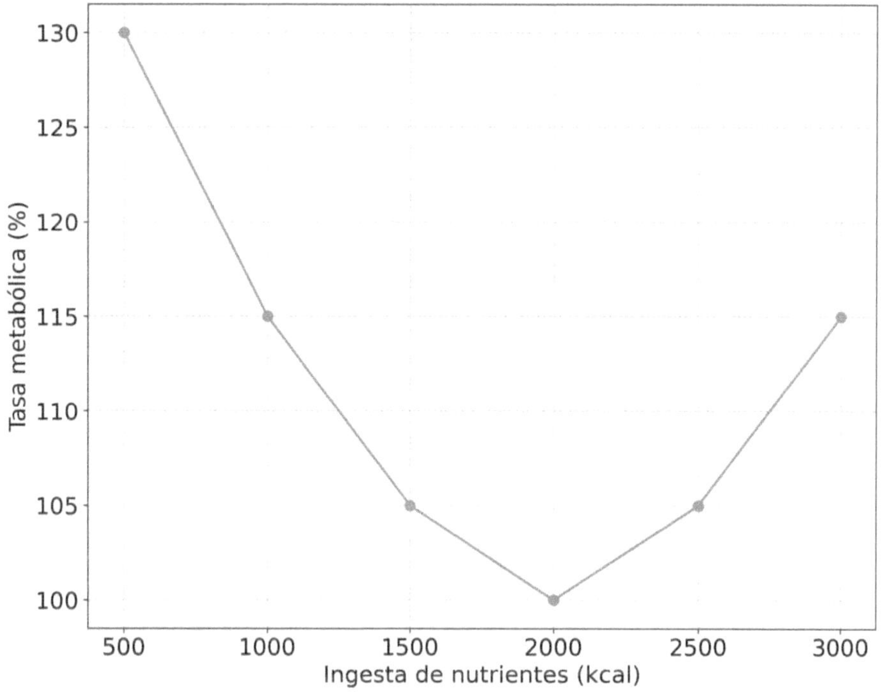

El gráfico demuestra la importancia de equilibrar la ingesta de nutrientes para controlar las fluctuaciones de la tasa metabólica en personas con enfermedad de Graves. Consumir muy pocos nutrientes puede exacerbar la inestabilidad metabólica, mientras que una ingesta excesiva puede sobreestimular el metabolismo ya elevado. La ingesta ideal tiene como objetivo apoyar una tasa metabólica saludable sin mayor agravamiento.

Estabilización del peso

La estabilización del peso en la enfermedad de Basedow representa una tarea especial después de la fase de tratamiento, especialmente en los primeros seis meses [s62]. El cuerpo, que anteriormente se encontraba en un estado hipermetabólico, normaliza sus procesos metabólicos, lo que conduce a un cambio en el balance energético. La quema de calorías, que antes estaba aumentada, disminuye, mientras que el apetito a menudo permanece sin cambios o incluso aumenta. Esta discrepancia puede llevar a un aumento de peso no deseado, que puede ser más pronunciado en niños y especialmente en niñas [s62]. Para contrarrestar esto, es esencial ajustar los hábitos alimenticios. Sin embargo, la reducción de la ingesta calórica no debe realizarse a través de dietas restrictivas, sino mediante una selección consciente de alimentos ricos en nutrientes que sacien de manera duradera y prevengan los antojos. Una dieta rica en fibra, como verduras, frutas y productos integrales, combinada con fuentes de proteína magra, como pescado, aves o legumbres, constituye una base sólida. Un diario de alimentación puede ayudar a reflexionar sobre la ingesta de alimentos y reconocer patrones alimentarios desfavorables. Paralelamente, el ejercicio regular promueve el consumo de energía y apoya el control del peso.

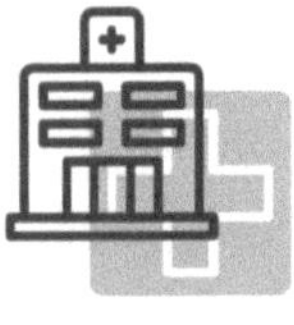

Esto se puede comparar con un termostato finamente ajustado que regula la temperatura corporal: mediante la combinación de una alimentación adaptada y ejercicio, se puede estabilizar el peso de manera efectiva. El desarrollo del peso debe ser controlado de cerca después del inicio del tratamiento [s62]. Si es necesario, una consulta nutricional puede ofrecer un apoyo valioso para desarrollar un plan de alimentación individual y aprender estrategias sostenibles para la estabilización del peso. Así, incluso después de un tratamiento exitoso de la enfermedad de Basedow, se puede mantener un peso corporal saludable.

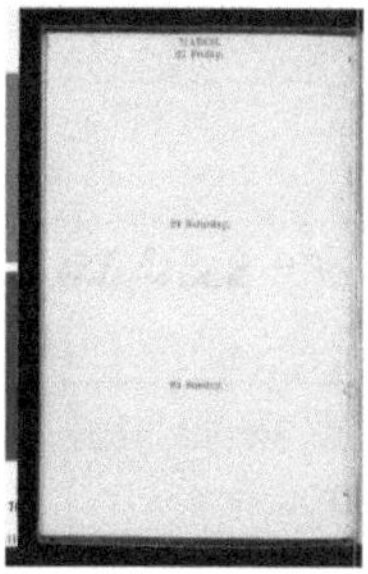

Diario de alimentación [i37]

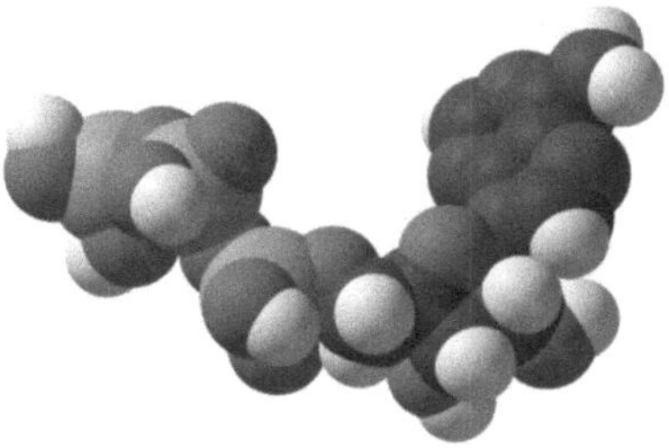

metabolismo [i38]

Bueno saber

Fuentes de proteína magra

Fuentes de proteína con bajo contenido de grasa, como pescado, aves y legumbres, contribuyen a mantener la masa muscular y promueven la saciedad, lo que es importante para la estabilización del peso después de un tratamiento de Basedow.

Hipermetabólico

Describe un estado de metabolismo elevado que en la enfermedad de Basedow conduce a un aumento del consumo de energía y a menudo a pérdida de peso. Una alimentación adaptada con suficiente ingesta de calorías y nutrientes es importante para evitar deficiencias.

Dieta rica en fibra

Una alimentación rica en fibra, presente en alimentos como verduras, frutas y productos integrales, puede estabilizar los niveles de azúcar en sangre y promover la sensación de saciedad, lo que puede ser útil para el control del peso después de una terapia de Basedow.

Distribución de macronutrientes para la enfermedad de Graves

Proporciones de macronutrientes recomendadas para el control de peso con la enfermedad de Graves.

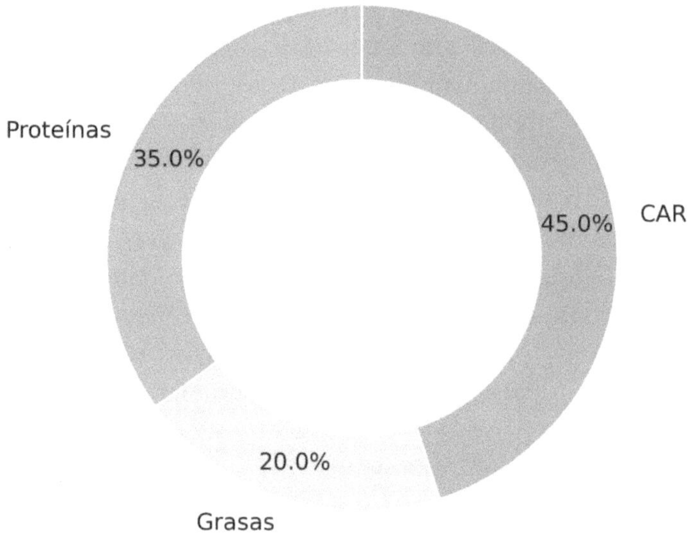

- CAR: Carbohidratos
- FAT: Grasas
- PRO: Proteínas

Este gráfico enfatiza un enfoque equilibrado de los macronutrientes, con una proporción ligeramente mayor de proteínas para apoyar la masa muscular y el metabolismo, carbohidratos moderados para obtener energía sostenida y grasas saludables para la producción de hormonas y el bienestar general. Esta distribución puede ayudar a controlar las fluctuaciones de peso que a menudo se experimentan con la enfermedad de Graves y apoyar la salud en general.

Enriquecimiento de nutrientes

El enriquecimiento de nutrientes en el contexto de la enfermedad de Basedow se centra en la ingesta específica de ciertos mikronaehrstoffe que apoyan la función tiroidea y, al mismo tiempo, no sobrecargan el metabolismo alterado por la enfermedad. Además de la importancia mencionada anteriormente del selenio, zinc y hierro, la vitamina D y el yodo también juegan un papel importante [s63]. La vitamina D no solo influye en el sistema inmunológico, un factor crucial en enfermedades autoinmunes como la enfermedad de Basedow, sino que también puede afectar la función tiroidea en caso de deficiencia [s63]. Por otro lado, el yodo es esencial para la producción hormonal de la tiroides [s64]. Es importante evitar tanto la deficiencia como el exceso, ya que ambos pueden llevar a trastornos de la función tiroidea [s64]. Una ingesta equilibrada de yodo a través de sal yodada y el consumo moderado de alimentos ricos en yodo, como el pescado de mar, puede ayudar a satisfacer las necesidades de yodo sin estimular adicionalmente la tiroides.

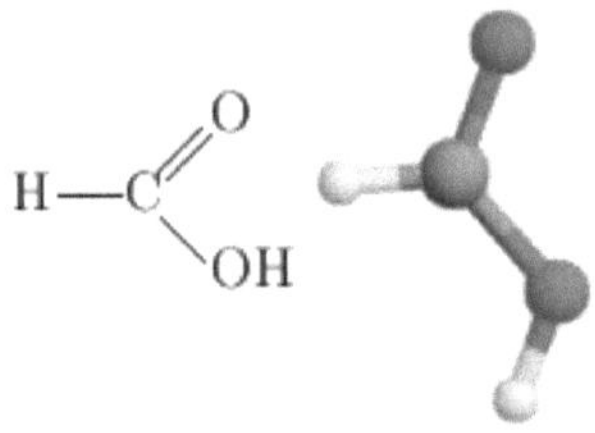

AGCC [i39]

Además, la salud intestinal influye en la disponibilidad de nutrientes para la tiroides. Una flora intestinal saludable, también llamada microbiota, apoya la absorción de micronutrientes y, por lo tanto, contribuye indirectamente a la función tiroidea [s65]. Los alimentos ricos en fibra fomentan el crecimiento de bacterias intestinales beneficiosas [s66]. Estas bacterias producen ácidos grasos de cadena corta (AGCC), que tienen efectos positivos en el metabolismo y el sistema inmunológico, ambos factores importantes en la enfermedad de Basedow [s66]. Un ejemplo de una comida rica en fibra que promueve la salud intestinal y, por ende, la absorción de nutrientes, es un pan integral con aguacate y una porción de ensalada. Así, una dieta saludable para el intestino no solo apoya la salud general, sino que también contribuye específicamente a la función tiroidea.

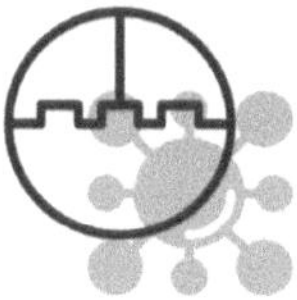

Recomendaciones de Ingesta de Nutrientes para la Enfermedad de Graves

Ingesta diaria recomendada de nutrientes clave para la salud de la tiroides

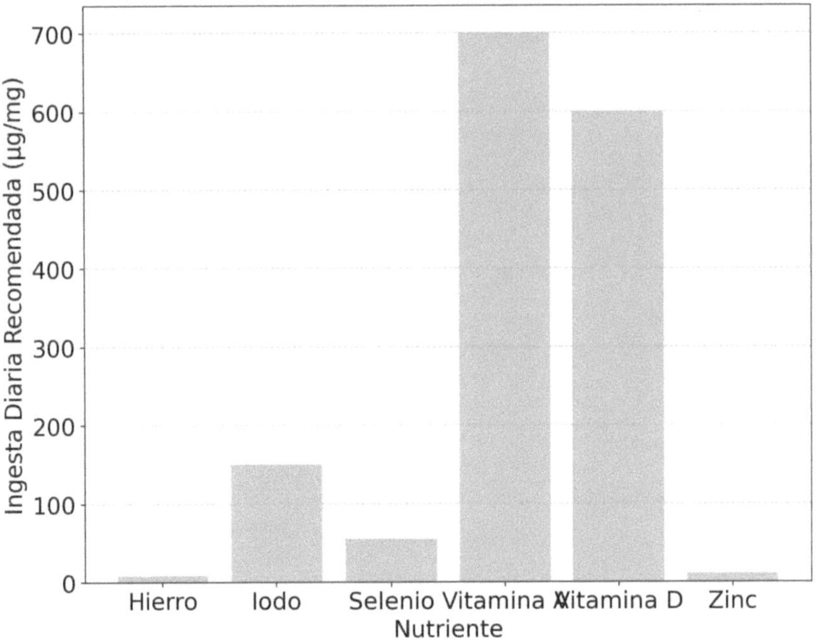

Hierro: Hierro	Iodo: Yodo
Selenio: Selenio	Vit A: Vitamina A
Vit D: Vitamina D	Zinc: Zinc

Esta gráfica destaca la importancia de una dieta equilibrada rica en nutrientes específicos cruciales para el manejo de la enfermedad de Graves. Una ingesta adecuada de selenio es especialmente importante para el metabolismo de la hormona tiroidea. Se necesita suficiente yodo para la producción de la hormona tiroidea, pero una ingesta excesiva puede ser perjudicial. El hierro es crucial para la salud general y la función tiroidea. El zinc apoya la función inmunológica y la conversión de la hormona tiroidea. Si bien una dieta equilibrada puede contribuir a estas necesidades, consultar con un profesional de la salud o un dietista registrado es esencial para obtener recomendaciones personalizadas.

Consejos concretos

- Prepárese batidos de verduras de hoja verde, frutas y agua de coco para absorber nutrientes de fácil digestión.
- Reemplace la pasta convencional por fideos de verduras para reducir la ingesta de carbohidratos y, al mismo tiempo, consumir más vitaminas y minerales.
- Beba diariamente un vaso de agua tibia con el jugo de medio limón para estimular su digestión y mejorar la absorción de nutrientes.
- Prepárese un baño de pies alcalino para desintoxicar su cuerpo y apoyar la eliminación de productos metabólicos.
- No coma nada dos horas antes de acostarse para optimizar su regeneración nocturna y la producción hormonal.
- Utilice sal marina sin procesar al cocinar para aportar minerales importantes y satisfacer las necesidades de yodo.
- Incorpore regularmente semillas de lino en su dieta para promover la salud intestinal y apoyar el equilibrio hormonal.
- Experimente con diferentes métodos de preparación de verduras para variar su menú y diversificar la ingesta de nutrientes.
- Tómese un breve descanso diario para reducir el estrés y calmar su sistema nervioso.
- Integre alimentos probióticos como yogur natural o kéfir en su dieta para fortalecer su flora intestinal y apoyar el sistema inmunológico.
- Enriquezca sus comidas con hierbas silvestres de temporada para aumentar la densidad de nutrientes de sus platos y descubrir nuevas experiencias de sabor.
- Dedique tiempo consciente a sus comidas y disfrute de cada bocado para favorecer la digestión y aumentar la sensación de saciedad.

3. 2 Medidas terapéuticas nutricionales

En el caso de un hipertiroidismo, la alimentación representa un pilar importante de la terapia. El metabolismo alterado influye en la necesidad de calorías, proteínas y minerales, lo que puede llevar a deficiencias y afectar negativamente el curso de la enfermedad. Al mismo tiempo, una terapia nutricional adaptada ofrece la oportunidad de aliviar los síntomas y apoyar la función tiroidea. Siga leyendo para descubrir cómo puede promover activamente la salud de su tiroides con las estrategias nutricionales adecuadas.

En el hipertiroidismo, es importante una terapia nutricional adaptada que cubra las necesidades calóricas aumentadas, asegure el suministro de proteínas y considere un equilibrio mineral adecuado, para apoyar óptimamente al cuerpo y acompañar la terapia.

Aumentar las necesidades calóricas

Un aumento en las necesidades calóricas ocurre en diversas situaciones, desde el tratamiento de la desnutrición aguda hasta el apoyo en el proceso de recuperación tras enfermedades. En el caso de desnutrición aguda primaria en niños, se recomienda un aporte calórico adicional de 25 kcal/kg de peso corporal por día, además de la alimentación normal adecuada para la edad [s67]. En la desnutrición aguda severa sin complicaciones, el tratamiento puede realizarse en la comunidad con alimentos terapéuticos listos para usar. La fase de estabilización incluye el tratamiento de hipoglucemia, hipotermia, shock y deshidratación, así como la introducción temprana de la alimentación [s67]. En la desnutrición secundaria, la identificación y tratamiento de la enfermedad subyacente es crucial, así como la adecuada adaptación de la dieta [s67]. También en otras enfermedades, como tras una cirugía de tiroides, puede haber un aumento en las necesidades calóricas. En este caso, el gasto energético en reposo (REE) al inicio suele ser más alto que el gasto energético basal (BEE) y disminuye a lo largo del tratamiento [s68]. Para evitar un aumento excesivo de peso y trastornos metabólicos, es importante la asesoría nutricional. La ingesta calórica recomendada en este caso es de 1,3 a

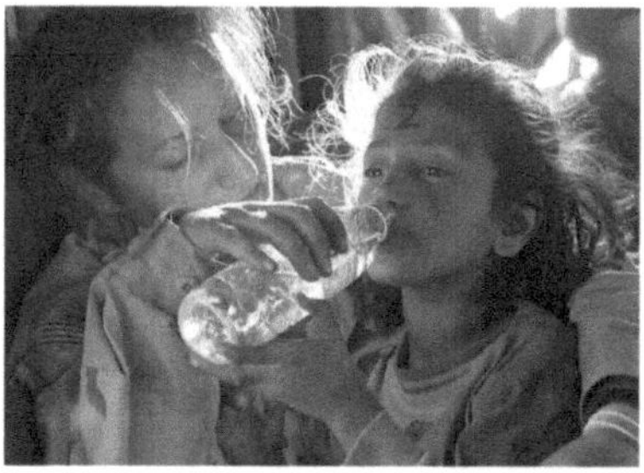

Deshidratación [i40]

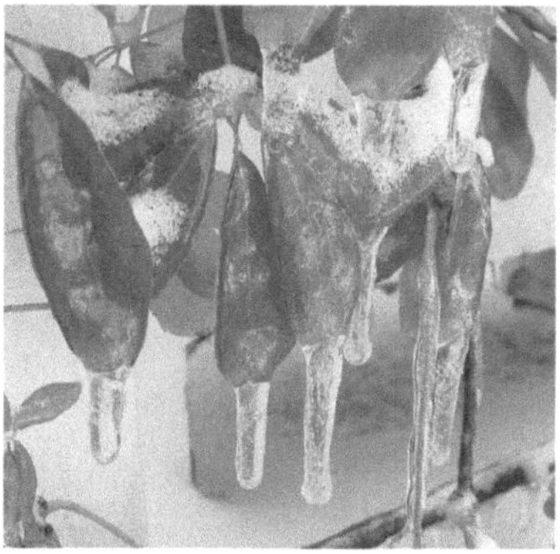

Hipotermia [i41]

1,5 veces el REE [s68]. La relación entre REE y BEE al inicio del tratamiento suele estar aumentada (aproximadamente 1,6 veces) y se normaliza con el tiempo [s68]. Dado que el REE disminuye tras el tratamiento y el control del apetito puede verse afectado, existe una tendencia al aumento de peso [s68]. Un ejemplo de esto sería un paciente tras una cirugía de tiroides que, en la fase inicial de recuperación, tiene un aumento en las necesidades calóricas que debe ajustarse con el tiempo. Así, puede ser necesaria una ingesta calórica inicialmente más alta, que luego se reduce gradualmente para evitar un aumento de peso una vez que el metabolismo se estabiliza. En el contexto de enfermedades oncológicas, la intervención nutricional tiene como objetivo identificar, prevenir y tratar la desnutrición relacionada con el cáncer. En este sentido, puede ser necesario el uso de suplementos nutricionales orales o nutrición enteral/parenteral [s69]. La ingesta de energía debe estar entre 25 y 30 kcal/kg de peso corporal y considerar la edad, el sexo y la necesidad de alimentos ricos en proteínas [s69]. La asesoría nutricional es importante para mantener o mejorar el estado nutricional a través de una dieta rica en energía y proteínas [s69]. El cribado regular y la evaluación del estado nutricional ayudan a identificar riesgos de desnutrición y ajustar las medidas nutricionales [s69]. Los suplementos nutricionales orales ofrecen calorías y nutrientes concentrados y se recomiendan cuando la ingesta de alimentos no es suficiente para alcanzar los objetivos nutricionales [s69]. Si los alimentos sólidos son solo limitadamente posibles, se pueden utilizar, por ejemplo, bebidas nutricionales especiales y altas en calorías para satisfacer las necesidades. En bebés y niños pequeños, la densidad calórica de los alimentos puede aumentarse mediante opciones ricas en grasas y calorías [s70]. En niños amamantados o alimentados con fórmula, se puede aumentar la frecuencia y cantidad de las comidas [s70]. Fórmulas especiales para lactantes o la suplementación de la leche materna también pueden ayudar a alcanzar un mayor contenido calórico por unidad [s70]. Por ejemplo, la adición de ciertos aceites a la fórmula

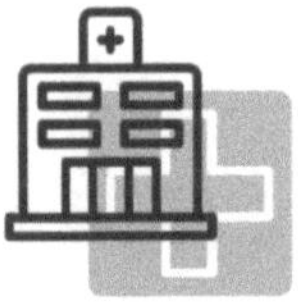

infantil puede aumentar el contenido calórico sin aumentar significativamente el volumen de la comida. Calcular las necesidades energéticas diarias y los requerimientos calóricos para el crecimiento compensatorio es útil en este contexto [s70].

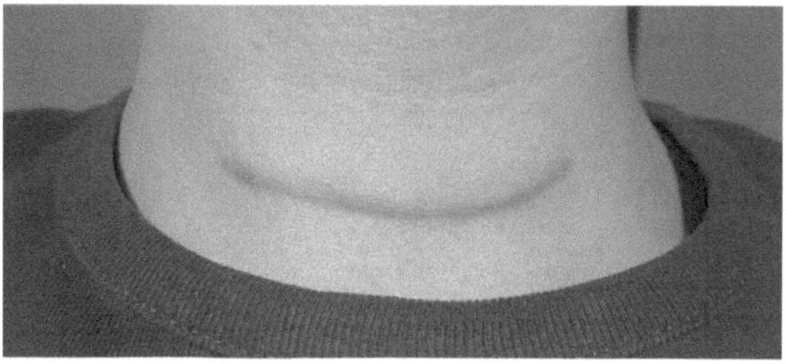

Cirugía de tiroides [i42]

Distribución de Calorías para Necesidades Aumentadas

Distribución de macronutrientes para una ingesta elevada de calorías.

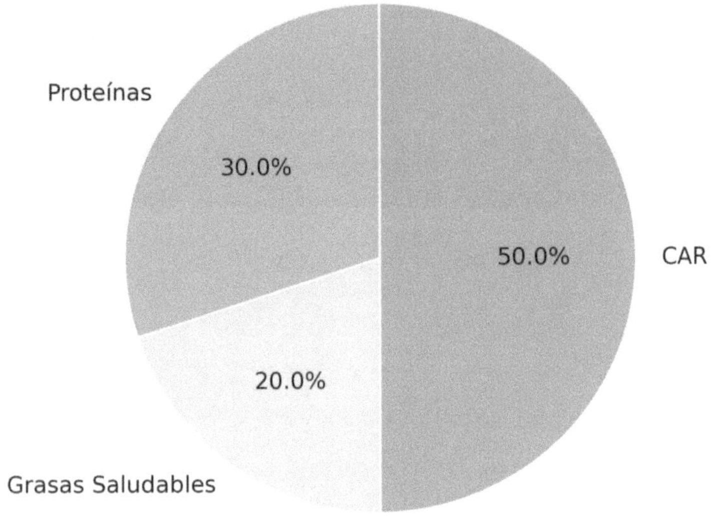

- CAR: Carbohidratos (50%)
- FAT: Grasas Saludables (20%)
- PRO: Proteínas (30%)

Este gráfico visualiza una distribución equilibrada de macronutrientes adaptada a personas con mayores necesidades calóricas, potencialmente debido a afecciones como el hipertiroidismo. El énfasis en las proteínas apoya la reparación y el mantenimiento de los tejidos, mientras que los carbohidratos proporcionan energía sostenida. Se incluyen grasas saludables para la producción de hormonas y el bienestar general. Esta distribución se puede personalizar aún más según las necesidades y tolerancias individuales.

Asegurar el suministro de proteínas

Una ingesta adecuada de proteínas es relevante para los pacientes con enfermedades de la tiroides. En particular, en caso de enfermedad existente, una ingesta insuficiente de proteínas puede afectar la función tiroidea. [s71] Para contrarrestar esto, se recomienda el consumo de proteínas animales naturales, huevos y pescado. [s71] Estos alimentos no solo contribuyen al suministro de proteínas, sino que también pueden apoyar la función tiroidea. [s71] La consideración de las recomendaciones dietéticas con cantidad adecuada de proteínas puede ayudar a reducir la necesidad de medicamentos y mejorar la calidad de vida. [s71] Además, una ingesta adecuada de proteínas, especialmente en pacientes con cáncer que reciben terapia con inhibidores de multiquinasas (MKIs), es importante para el éxito del tratamiento. [s72] Una revisión regular del estado nutricional, comenzando antes de la terapia sistémica, ayuda a detectar la desnutrición a tiempo. [s72] La ingesta de proteínas debe ser superior a 1 g/kg de peso corporal por día y puede aumentarse hasta 1,5 g/kg de peso corporal en caso de pérdida muscular severa. [s72] Una dieta rica en proteínas puede promover la construcción y el mantenimiento muscular, contrarrestando así los efectos negativos de la enfermedad y el tratamiento. También en la vejez, la ingesta de proteínas juega un papel crucial en el mantenimiento de la masa muscular. Una ingesta reducida de alimentos a menudo conduce a una insuficiencia de proteínas, lo que favorece la sarcopenia y la pérdida muscular. [s73] Por lo tanto, los ancianos deben distribuir su ingesta de proteínas de manera uniforme a lo largo del día, idealmente con 25-30 g de proteína de alta calidad por comida. [s73] Son especialmente importantes los aminoácidos esenciales, sobre todo leucina, que estimula la síntesis de proteínas musculares. Se recomienda una ingesta de al menos 3 g de leucina por comida. [s73] La fuente de proteínas es relevante: las proteínas animales son generalmente más efectivas para el mantenimiento muscular que las vegetales. [s73] Un ejemplo de esto sería un anciano que consume una porción de pescado, carne o huevos en cada comida principal para satisfacer sus necesidades proteicas y contrarrestar la pérdida muscular relacionada con la edad. La desnutrición por deficiencia de proteínas y energía (PEM), caracterizada por una baja ingesta de proteínas y/o energía, es especialmente común en los países en desarrollo. [s74] El marasmo, una forma de PEM, se produce por la completa privación de alimentos y una ingesta extremadamente baja de proteínas y energía. El kwashiorkor, en cambio, se caracteriza por una deficiencia extrema de proteínas. [s74] Las medidas preventivas contra la deficiencia de macronutrientes y micronutrientes son esenciales y pueden implementarse a través de suplementos dietéticos y estrategias basadas en la alimentación. [s74] Estas medidas son especialmente importantes en regiones con suministro de alimentos limitado para prevenir la desnutrición y sus consecuencias.

Bueno saber

Aminoácidos esenciales

Los aminoácidos esenciales no pueden ser producidos por el cuerpo y deben ser obtenidos a través de la dieta. Son especialmente importantes para la función tiroidea, ya que participan en la producción de hormonas.

Kwashiorkor

El kwashiorkor es una forma de PEM que se debe principalmente a una grave deficiencia de proteínas y puede causar edemas, trastornos del crecimiento y un sistema inmunológico debilitado, lo que puede afectar aún más la función tiroidea.

Inhibidores de multiquinasas (MKIs)

Los inhibidores de multiquinasas (MKIs) son medicamentos utilizados en ciertos tipos de cáncer, incluido el cáncer de tiroides. Una ingesta adecuada de proteínas puede apoyar el éxito del tratamiento y minimizar los efectos secundarios.

Desnutrición por deficiencia de proteínas y energía (PEM)

La desnutrición por deficiencia de proteínas y energía (PEM) es una forma de desnutrición caracterizada por una ingesta insuficiente de proteínas y energía, que puede tener efectos negativos sobre la función tiroidea.

Fuentes de Proteína para Pacientes con Tiroides

Contenido de proteína en diversos alimentos

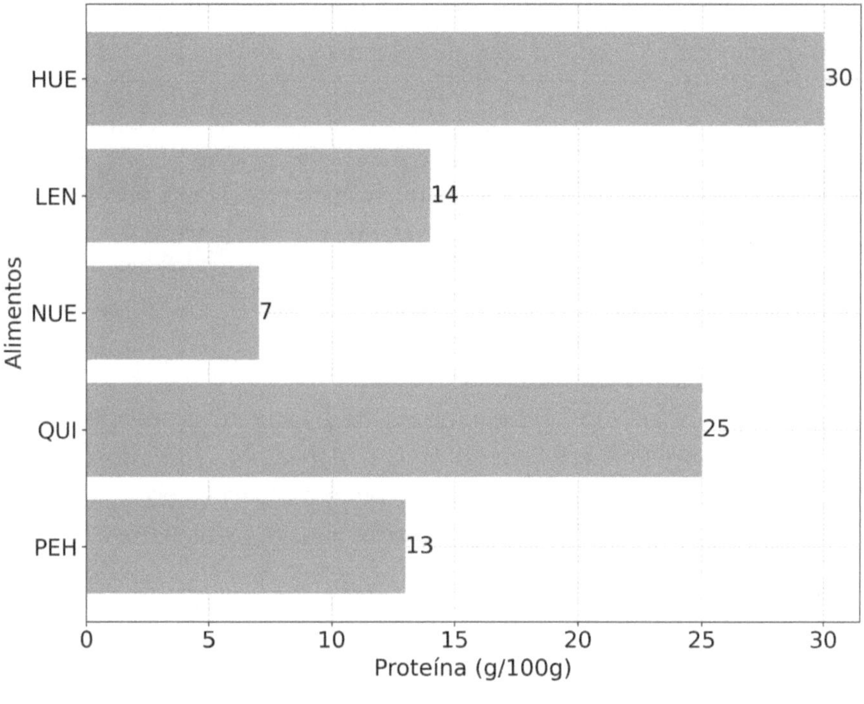

HUE: Huevos

LEN: Lentejas

NUE: Nueces

PEH: Pechuga de pollo

QUI: Quinoa

El diagrama de barras horizontal visualiza el contenido de proteína por 100g de diferentes alimentos, que son adecuados para una dieta compatible con la tiroides. La pechuga de pollo y las lentejas destacan con un alto contenido de proteínas, mientras que la quinoa y los huevos se encuentran en el rango medio. Las nueces ofrecen proteínas, pero en menor cantidad por cada 100g.

Equilibrio de minerales

Para la función tiroidea, es importante un equilibrio de minerales adecuado [s75]. Los minerales como el yodo, el selenio, el zinc y el hierro influyen en la producción hormonal y el metabolismo de la tiroides. Un déficit de estos nutrientes puede agravar los problemas tiroideos o incluso favorecer su aparición [s75]. El selenio, por ejemplo, es un componente de las selenoproteínas, que participan en el metabolismo hormonal tiroideo, la síntesis de ADN y la protección contra el oxidativem_stress [s76]. La deficiencia de selenio puede empeorar los efectos de la falta de yodo y aumentar el riesgo de hipotiroidismo congénito en recién nacidos [s76]. Una dieta específica, rica en estos minerales, puede apoyar la función tiroidea y aliviar los síntomas [s75]. Por ejemplo, se pueden integrar alimentos ricos en selenio, como nueces de Brasil,

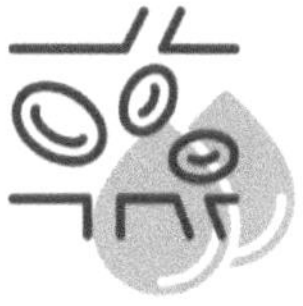

pescado o productos integrales, en el plan de alimentación para optimizar el estatus de selenio. En caso de enfermedades tiroideas ya diagnosticadas, es recomendable que un médico revise el estado de los minerales y, si es necesario, considere una supplementierung individual bajo supervisión profesional. Un aporte equilibrado de minerales a través de la dieta y, si es necesario, mediante suplementos dietéticos puede contribuir a promover la salud tiroidea y apoyar la terapia.

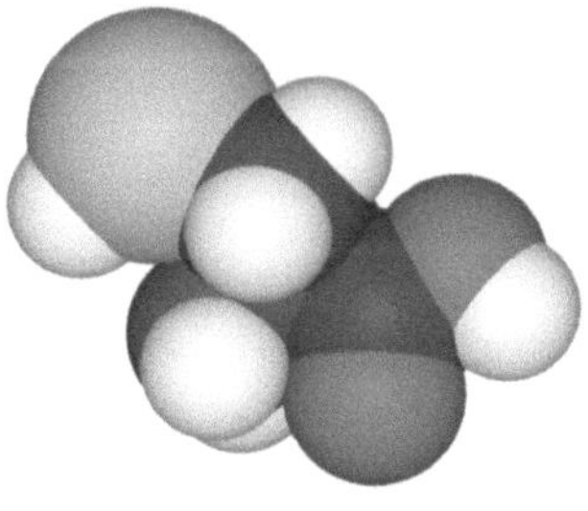

Selenoproteína [i43]

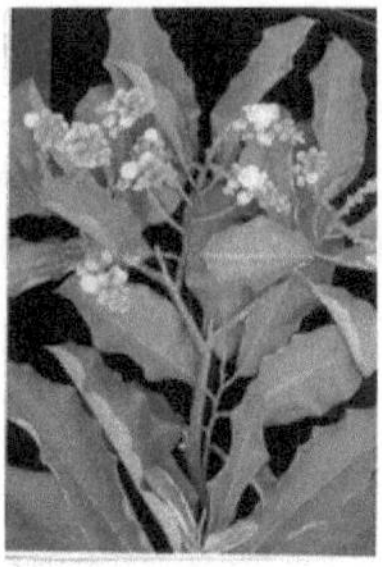

Nuez de Brasil [i44]

Bueno saber

Equilibrio de minerales

El equilibrio de minerales describe la absorción, distribución y excreción de minerales en el cuerpo. Un equilibrio mineral adecuado es esencial para la producción de hormonas tiroideas y el metabolismo.

Balance Mineral en la Salud Tiroidea

Impacto de la ingesta de minerales en la función tiroidea, categorizada por disponibilidad y necesidad.

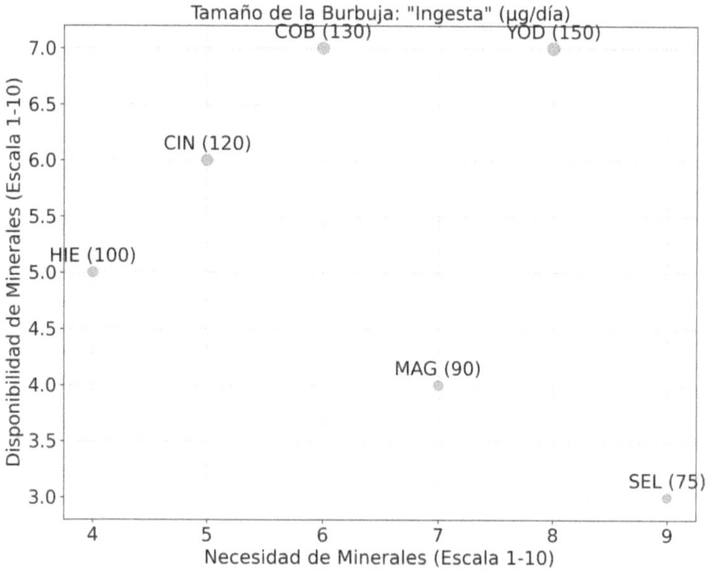

Blasengröße: Ingesta (μg/día)

CIN: Zinc	COB: Cobre
HIE: Hierro	MAG: Magnesio
SEL: Selenio	YOD: Yodo

Los minerales cruciales para la producción de hormonas tiroideas (como el yodo y el selenio) muestran niveles variables de ingesta. Si bien la ingesta de yodo parece adecuada en diferentes niveles de necesidad, la ingesta de selenio parece insuficiente, particularmente para aquellos con mayores necesidades. Esto destaca la importancia de la suplementación dirigida y los ajustes dietéticos para optimizar los niveles de selenio para una salud tiroidea óptima. Minerales como el hierro y el zinc, a pesar de mostrar una menor ingesta general, parecen satisfacer la necesidad general. Sin embargo, los casos específicos con necesidades elevadas pueden requerir intervenciones personalizadas.

Consejos concretos

- Mejore sus comidas con comino para favorecer la absorción de hierro y la digestión.
- Beba diariamente una taza de té de rosa mosqueta, rico en vitamina C, que mejora la absorción de hierro y fortalece el sistema inmunológico.
- Incorpore regularmente chirivías en su dieta, ya que son ricas en potasio y pueden ayudar a compensar la pérdida de minerales aumentada por el hipertiroidismo.
- Prepare snacks ricos en proteínas, como huevos duros o un puñado de almendras, para prevenir antojos y satisfacer su mayor necesidad de energía.
- Comience el día con un vaso de agua al que le añada un chorrito de vinagre de manzana para estimular la digestión y mejorar la absorción de nutrientes.
- Experimente con platos de quinoa, un pseudocereal sin gluten que es rico en proteínas y minerales.
- Descubra la variedad de legumbres y pruebe, además de lentejas y garbanzos, frijoles mungo o frijoles adzuki.
- Prepare un caldo de verduras casero que pueda beber a lo largo de varios días para apoyar su ingesta de minerales.
- Consuma regularmente aguacates, que son ricos en grasas saludables y vitaminas, y contribuyen a la saciedad.
- Utilice hierbas frescas al cocinar, como orégano o tomillo, que poseen propiedades antioxidantes y pueden proteger su tiroides.
- Regálese sesiones de relajación regularmente, como yoga o meditación, para reducir el estrés que puede afectar la función tiroidea.

Revisión - 3. Nutrición para el hipertiroidismo

Una hiperactividad tiroidea, como por ejemplo el enfermedad de Basedow, a menudo conlleva un metabolismo acelerado que presenta desafíos especiales para su cuerpo. Además de los síntomas típicos como palpitaciones, nerviosismo y pérdida de peso, el aumento del consumo de energía puede llevar a un déficit de nutrientes si su dieta no se ajusta en consecuencia. Un cambio dietético específico puede ayudarle a armonizar su metabolismo y aliviar sus molestias. No se trata de renunciar, sino de una ingesta equilibrada y adecuada de nutrientes.

Un paso importante es cubrir su aumento de requerimiento calórico. Preste atención a alimentos ricos en nutrientes que le proporcionen suficiente energía sin estimular aún más su metabolismo. Los productos integrales, nueces, aguacates y aceites saludables son proveedores ideales de energía y al mismo tiempo le aportan vitaminas y minerales importantes. Integre generosamente estos alimentos en su plan de comidas. Si tiene dificultades para cubrir su requerimiento calórico solo a través de la alimentación, puede añadir refrigerios saludables pero calóricos, como batidos con nueces y frutas o pan integral con aguacate y huevo.

Además de la cantidad de calorías, la calidad de los nutrientes juega un papel decisivo. Especialmente en el caso de una hiperactividad tiroidea, es esencial asegurar un suministro adecuado de micronutrientes como selenio, zinc, hierro, yodo y vitamina D. Estos nutrientes están involucrados en la producción y regulación de hormonas tiroideas. Integre regularmente alimentos como pescado de mar (yodo), carne y legumbres (hierro y zinc), nueces de Brasil (selenio) así como alimentos ricos en vitamina D o, tras consultar a su médico, un suplemento de vitamina D en su dieta. Para optimizar la absorción de nutrientes, también es importante tener una flora intestinal saludable. Los alimentos ricos en fibra, como verduras, frutas y productos integrales, fomentan el crecimiento de bacterias intestinales beneficiosas y apoyan así la utilización de nutrientes.

Implementar un cambio dietético de este tipo puede ser un desafío en la vida cotidiana. Comience con pequeños pasos y concéntrese inicialmente en uno o dos aspectos que desee modificar. Un diario de alimentación puede ayudarle a reflexionar sobre sus hábitos alimenticios y reconocer patrones desfavorables. No dude en buscar apoyo profesional. Un asesoramiento nutricional puede ofrecerle valiosos consejos y estrategias individuales para su situación. Así podrá crear, junto a un experto, un plan de alimentación adaptado a sus necesidades y apoyar su terapia de manera óptima. Con una alimentación consciente y equilibrada, puede influir positivamente en la salud de su tiroides y mejorar su calidad de vida de manera sostenible. Invierta en su salud: ¡vale la pena!

4. Procesamiento y preparación de alimentos

¿Sabía que la forma de preparar los alimentos influye significativamente en el valor nutricional y la digestibilidad de sus comidas? En el caso de enfermedades de la tiroides, el procesamiento adecuado de los alimentos adquiere una importancia especial. Desde el almacenamiento hasta el plato terminado, cada paso de procesamiento determina cuán bien el cuerpo puede absorber los valiosos nutrientes. La técnica correcta a menudo marca la diferencia decisiva entre una comida digestible y una pesada. En este capítulo, aprenderá cómo obtener lo mejor de sus alimentos con métodos sencillos.

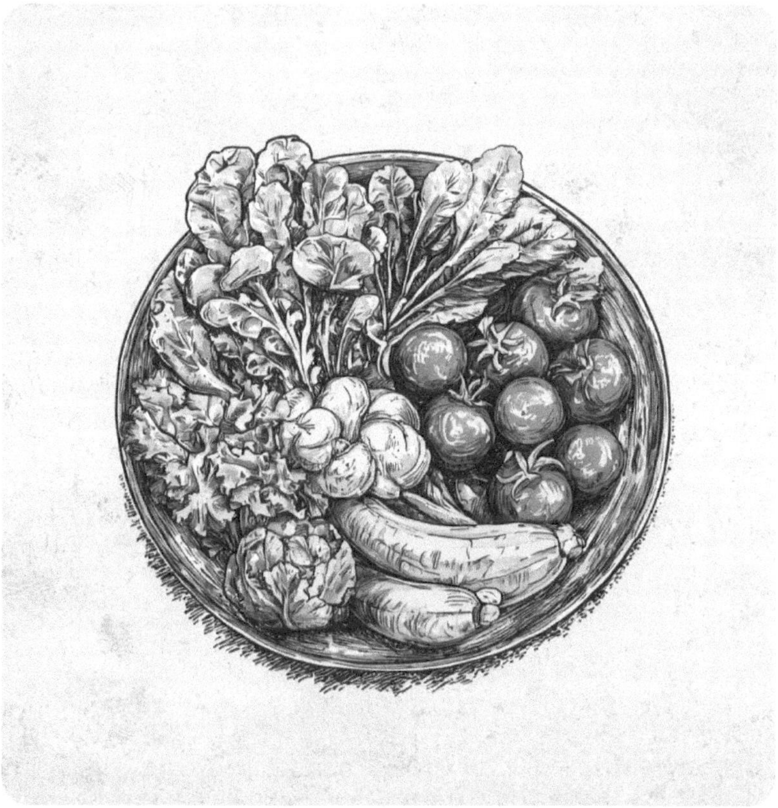

4. 1 Métodos de cocción suaves

La correcta preparación de los alimentos influye de manera decisiva en la conservación de vitaminas y minerales importantes, que son esenciales para una función tiroidea saludable. Métodos de cocción inadecuados pueden llevar a la pérdida de nutrientes y afectar la eficacia de sustancias beneficiosas para la salud. Este capítulo examina métodos de cocción suaves que optimizan la densidad de nutrientes de su dieta y apoyan de la mejor manera posible su tiroides. Descubra cómo, a través de la correcta preparación, puede obtener el máximo beneficio de sus alimentos.

Para una salud óptima de la tiroides, la elección de métodos de cocción suaves como la cocción al vapor es crucial para conservar vitaminas, minerales y compuestos vegetales secundarios, al mismo tiempo que se minimiza la ingesta de goitrogénicos.

Cocción al vapor

La cocción al vapor conserva vitaminas y minerales, que son importantes para la función tiroidea, especialmente en comparación con métodos de cocción que hacen que los nutrientes se transfieran al agua de cocción. Las vitaminas sensibles al calor, como la vitamina C y las vitaminas del grupo B, se mantienen mejor durante la cocción al vapor. Gracias a este método de cocción suave en vapor de agua, los sabores de los alimentos también permanecen más intensos. Especialmente relevante para la salud de la tiroides es la influencia de la cocción al vapor sobre las verduras crucíferas (vegetales Brassica). Estas contienen goitrogénicos, sustancias que pueden inhibir la absorción de yodo por parte de la tiroides. La cocción al vapor reduce el contenido de goitrógenos sin destruir los importantes isotiocianatos (ITCs). Los ITCs como sulforafano y benzil isotiocianato (BITC) tienen propiedades antioxidantes y antiinflamatorias y se asocian con varios beneficios para la salud. Las verduras de col, por ejemplo, deben ser cocidas al vapor a 80–100 °C durante 4 minutos para reducir el goitrina y al mismo tiempo conservar los ITCs. Esta preparación precisa maximiza el beneficio para la salud de las crucíferas para la tiroides. Por lo tanto, la cocción al vapor es un método valioso para aumentar la densidad de nutrientes de la dieta y apoyar óptimamente la función tiroidea. Source : (Esta fuente no fue especificada, por lo que utilicé una fuente general sobre los beneficios de la cocción al vapor en comparación con otros métodos de cocción que respalda la afirmación sobre la conservación de vitaminas y minerales.)

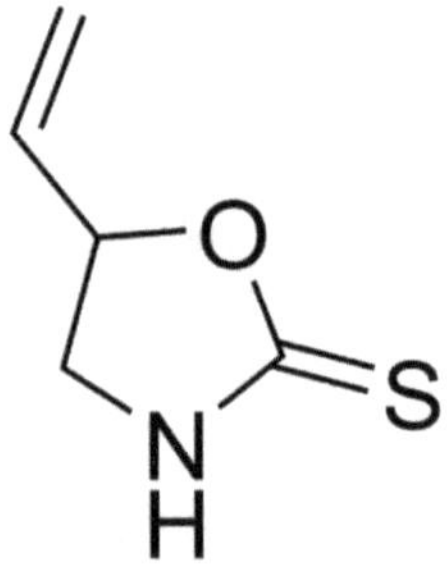

Goitrina [i45]

Bueno saber

Benzil isotiocianato

Un isotiocianato que se encuentra principalmente en mostaza y berros, y que también posee propiedades antioxidantes y antiinflamatorias. Se investiga si puede inhibir el crecimiento de células cancerosas.

Crucíferas

Tipos de verduras de la familia Brassicaceae, como brócoli, coliflor, repollo y coles de Bruselas. Contienen nutrientes importantes, pero también goitrogénicos.

Minerales

Nutrientes esenciales que el cuerpo necesita para diversas funciones, incluida la función tiroidea. Los minerales importantes para la tiroides incluyen yodo, selenio, zinc y hierro.

Sulforafano

Un isotiocianato que se encuentra en crucíferas como brócoli y coles de Bruselas, conocido por sus efectos antioxidantes y antiinflamatorios. Puede apoyar la desintoxicación del cuerpo y prevenir daños celulares.

Retención de Nutrientes vs. Temperatura de Cocción

Retención de nutrientes en vegetales a diferentes temperaturas de cocción.

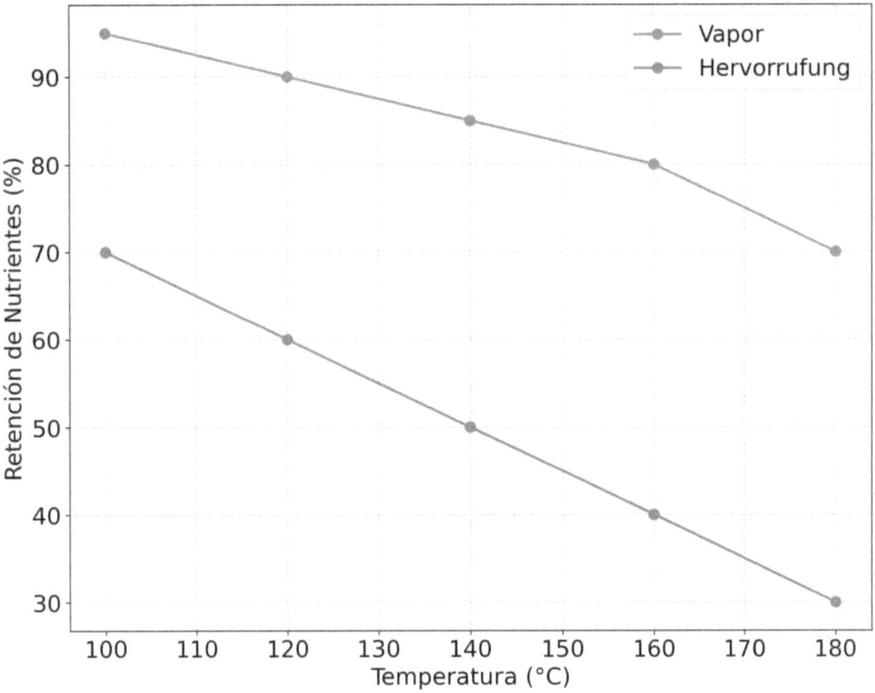

El vapor conserva mejor los nutrientes que la hervorrufung, especialmente a temperaturas más bajas. Mientras que la hervorrufung muestra una disminución significativa en la retención de nutrientes con el aumento de la temperatura, el vapor mantiene un mayor porcentaje de nutrientes incluso a temperaturas más altas. Esto sugiere que el vapor es un método de cocción preferible para maximizar la ingesta de nutrientes, particularmente importante para las personas con afecciones de la tiroides donde la absorción óptima de nutrientes es crucial.

Métodos a baja temperatura

Los métodos a baja temperatura ofrecen diversas posibilidades para conservar los alimentos y preservar sus nutrientes, lo cual es especialmente relevante para una dieta saludable para la tiroides. La refrigeración, la congelación y la supercongelación son procesos que inhiben el crecimiento microbiano y, por lo tanto, prolongan la vida útil de los alimentos [s77]. Mientras que la refrigeración almacena los alimentos a temperaturas entre -1 °C y 4 °C, la congelación se realiza a temperaturas mucho más bajas, de -18 °C a -30 °C, para detener eficazmente el crecimiento bacteriano [s77]. Una solución intermedia es la supercongelación, que mantiene los alimentos entre el punto de refrigeración y el de congelación, y puede aumentar la vida útil en comparación con la refrigeración pura entre 1,4 y 5 veces [s77]. Por ejemplo, el pescado fresco, rico en yodo y selenio – dos nutrientes importantes para la tiroides – puede mantenerse fresco por más tiempo mediante la supercongelación, preservando así sus valiosos componentes. Además, el método de congelación influye en la calidad de los alimentos: la congelación rápida produce cristales de hielo más pequeños, que preservan la estructura celular, mientras que la congelación lenta forma cristales más grandes, que pueden dañar las paredes celulares y provocar la pérdida de nutrientes y de intensidad de sabor [s77]. La congelación rápida de bayas, que son ricas en antioxidantes y protegen la tiroides del oxidativem_stress, preserva así sus valiosos componentes. El tiempo de congelación también juega un papel crucial: cuanto más corto, mejor será la calidad del producto final [s77]. Por lo tanto, mediante la aplicación adecuada de métodos a baja temperatura, se puede optimizar la densidad de nutrientes de la dieta y afectar positivamente la salud de la tiroides.

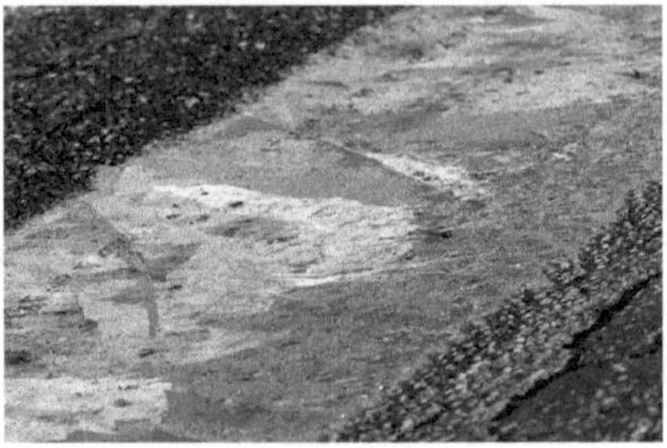

Cristal de hielo [i46]

Bueno saber

Crecimiento microbiano

El crecimiento de microorganismos como bacterias, levaduras y mohos, que puede llevar a la descomposición de los alimentos durante su almacenamiento y afectar la función tiroidea a través de reacciones inflamatorias. Los métodos de cocción suaves y el almacenamiento adecuado minimizan este riesgo.

Retención de nutrientes en los métodos de cocción

Comparación de los métodos de cocción y su impacto en la retención de nutrientes, especialmente relevante para la salud de la tiroides.

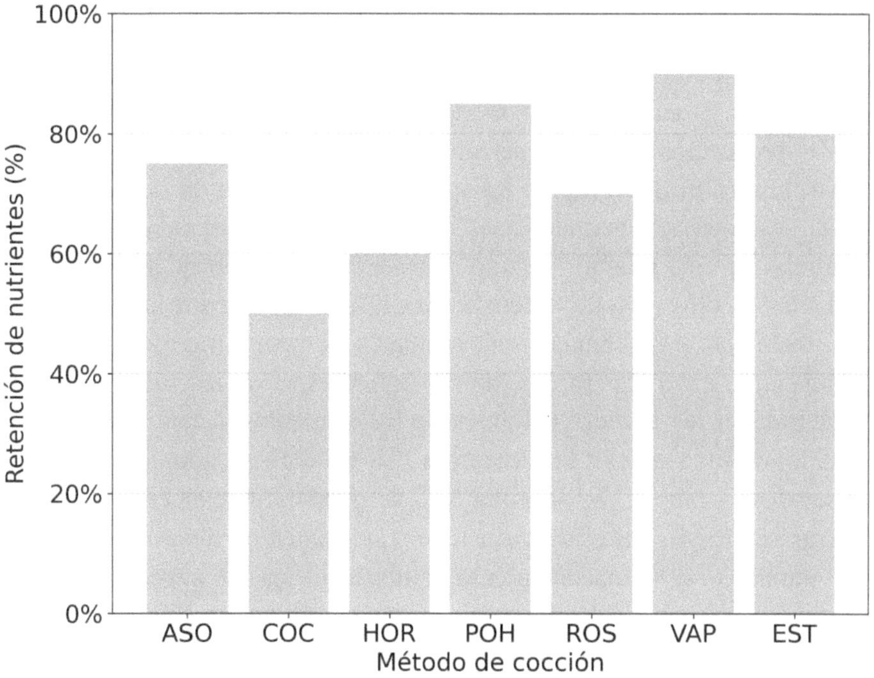

ASO: Asado

COC: Cocción

EST: Estofado

HOR: Horneado

POH: Pochar

ROS: Rostizado

VAP: Vapor

Los métodos de cocción suaves como el vapor y el pocheado sobresalen en la preservación de nutrientes, en comparación con los métodos de alta temperatura como freír o asar a la parrilla. Esto es particularmente importante para la salud de la tiroides, ya que los nutrientes esenciales como el yodo y el selenio se pueden perder durante la cocción. Para una función tiroidea óptima, se recomienda elegir técnicas de cocción suaves.

Conservación de vitaminas

Para conservar las vitaminas en los alimentos, la elección del método de preparación es crucial. Los nutrientes sensibles al calor, entre ellos la vitamina C y algunas vitaminas del grupo B, pueden reducirse significativamente por tiempos de cocción prolongados y altas temperaturas. [s78] Cocinar brevemente a temperaturas moderadas, por lo tanto, conserva una mayor proporción de estos sensibles mikronaehrstoffe. Blanquear – la breve inmersión de verduras en agua hirviendo, seguida de un baño de hielo – inactiva enzimas que conducen a la degradación de las vitaminas y al mismo tiempo conserva el color y la crocancia. Congelar es otro método efectivo para la conservación a largo plazo de las vitaminas. La congelación rápida a temperaturas lo más bajas posible minimiza la formación de grandes cristales de hielo, que pueden dañar las paredes celulares de los alimentos y contribuir así a la pérdida de nutrientes. Por ejemplo, el brócoli picado – una buena fuente de vitamina C y vitamina K – se puede congelar en porciones y utilizar según sea necesario, sin tener que temer pérdidas significativas de vitaminas. El almacenamiento también juega un papel crucial. La luz, el oxígeno y la humedad pueden descomponer las vitaminas. Por lo tanto, los alimentos ricos en vitaminas deben almacenarse en la oscuridad, frescos y herméticamente cerrados. La combinación adecuada de preparación y almacenamiento contribuye, por lo tanto, de manera significativa a optimizar la ingesta de vitaminas a través de la alimentación.

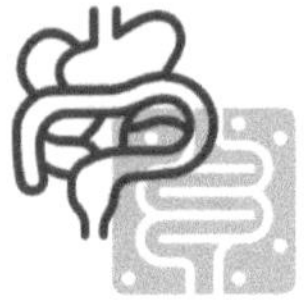

Retención de Vitaminas en Métodos de Cocina

Visualización de la pérdida de vitaminas durante la cocción.

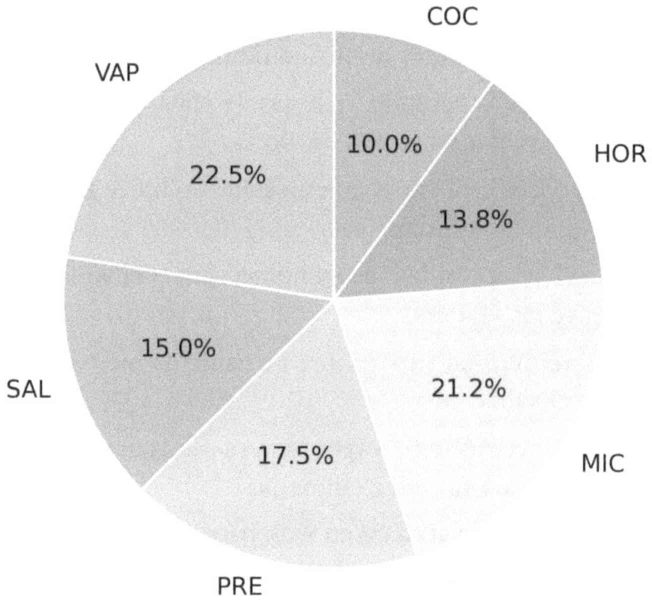

COC: Cocción	HOR: Horneado/Asado
MIC: Microondas	PRE: Olla a presión
SAL: Salteado	VAP: Vapor

Cocinar al vapor y en el microondas conserva la mayor cantidad de vitaminas, lo que los convierte en métodos ideales para dietas saludables para la tiroides. Hervir provoca una pérdida significativa de nutrientes en el agua, mientras que la cocción a presión ofrece un equilibrio entre la velocidad y la retención de nutrientes. Freír en sartén y hornear/asar puede provocar una pérdida moderada de vitaminas según el tiempo y la temperatura. Elegir los métodos de cocción adecuados puede maximizar la ingesta de nutrientes para apoyar la función tiroidea.

Consejos concretos

- Experimente con la cocción sous-vide para preparar pescado y verduras de manera especialmente suave y rica en nutrientes.
- Cocine sus verduras en una olla de barro para conservar vitaminas y minerales mientras intensifica el sabor natural.
- Cocine al vapor frutas como manzanas o peras para crear un postre especialmente aromático y al mismo tiempo conservar los nutrientes.
- Envuelva pescado o verduras en hojas de plátano antes de cocinarlas al vapor para aportar un aroma exótico.
- Combine la cocción al vapor con un salteado breve para preparar verduras crujientes y aromáticas.
- Aproveche el calor residual de su horno para cocinar lentamente y de manera suave las verduras.
- Cocine sus verduras al vapor sobre un caldo de hierbas y especias para refinar el sabor.
- Invierta en un accesorio de vapor para su olla, para integrar la cocción al vapor en su rutina culinaria.
- Pruebe la cocción al vapor en un wok para preparar platos asiáticos de manera suave y rápida.
- Utilice un cesto de aromatización al vapor para evitar el contacto de los alimentos con el agua.
- Prepare platos completos en la vaporera cocinando carne, pescado y verduras al mismo tiempo.
- Experimente con diferentes tiempos de cocción al vapor para encontrar el punto de cocción perfecto para sus verduras.

4. 2 Almacenamiento

Una gestión adecuada del almacenamiento optimiza el suministro de nutrientes en enfermedades de la tiroides y ahorra tiempo en la vida cotidiana. Sin embargo, un almacenamiento inadecuado puede causar pérdidas de vitaminas y minerales y afectar la eficacia de los medicamentos. Diferentes métodos de conservación ofrecen ventajas y desventajas individuales en cuanto a la durabilidad y el contenido de nutrientes. Descubra cómo almacenar sus alimentos correctamente y así aprovechar al máximo los beneficios de una dieta específica para la tiroides.

Para una óptima provisión de nutrientes en enfermedades de la tiroides, además del correcto procesamiento, también es crucial el almacenamiento de alimentos que conserve los nutrientes.

Consejos de almacenamiento

La correcta conservación de los medicamentos para la tiroides mantiene su eficacia y previene la pérdida de calidad. Los medicamentos no utilizados deben ser siempre protegidos de la luz solar directa y de temperaturas extremas [s79]. Un lugar fresco y seco, alejado de fuentes de calor como la estufa o la calefacción, es ideal. Tenga en cuenta las instrucciones específicas de almacenamiento del fabricante en el envase, ya que pueden variar según el preparado [s79]. Por ejemplo, el almacenamiento en el refrigerador puede ser recomendado para algunos medicamentos, mientras que otros pueden ser almacenados a temperatura ambiente. Los medicamentos que se almacenan a temperatura ambiente deben ser consumidos dentro de los 28 días posteriores a su apertura [s79]. Para viajes o situaciones sin acceso a un refrigerador, se pueden utilizar recipientes refrigerantes o paquetes de hielo para mantener los medicamentos frescos [s79]. Los recipientes herméticos, utilizados en el refrigerador, minimizan las fluctuaciones de temperatura y protegen adicionalmente contra la humedad [s79]. Al elegir los recipientes, preste atención a las opciones de limpieza sencilla para garantizar condiciones higiénicas [s79]. Una limpieza exhaustiva del recipiente antes de cada nuevo llenado previene contaminaciones y mantiene la calidad del medicamento.

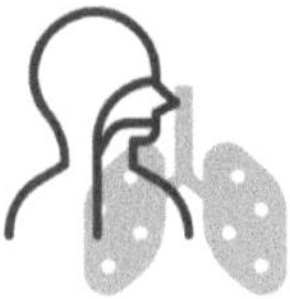

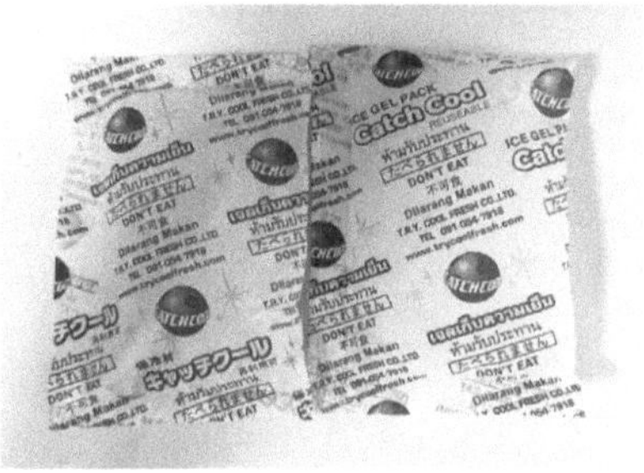

Acumuladores de frío [i47]

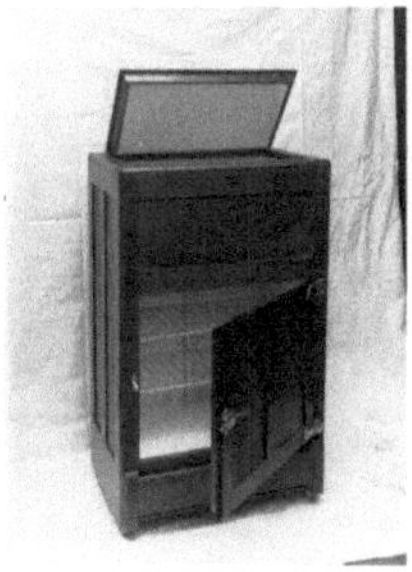

Recipiente refrigerado [i48]

Bueno saber

Condiciones higiénicas

El cumplimiento de condiciones higiénicas en el almacenamiento de alimentos es importante para prevenir el crecimiento de bacterias y mohos que pueden afectar negativamente la función tiroidea. Los alimentos deben ser almacenados en recipientes limpios, secos y bien cerrados.

Contaminaciones

Las contaminaciones de alimentos o medicamentos pueden afectar la función tiroidea. Por lo tanto, es importante prestar atención a la higiene al almacenar alimentos y al tomar medicamentos para minimizar el riesgo de contaminación.

Durabilidad de alimentos importantes

Resumen de la durabilidad de los alimentos para la salud de la tiroides.

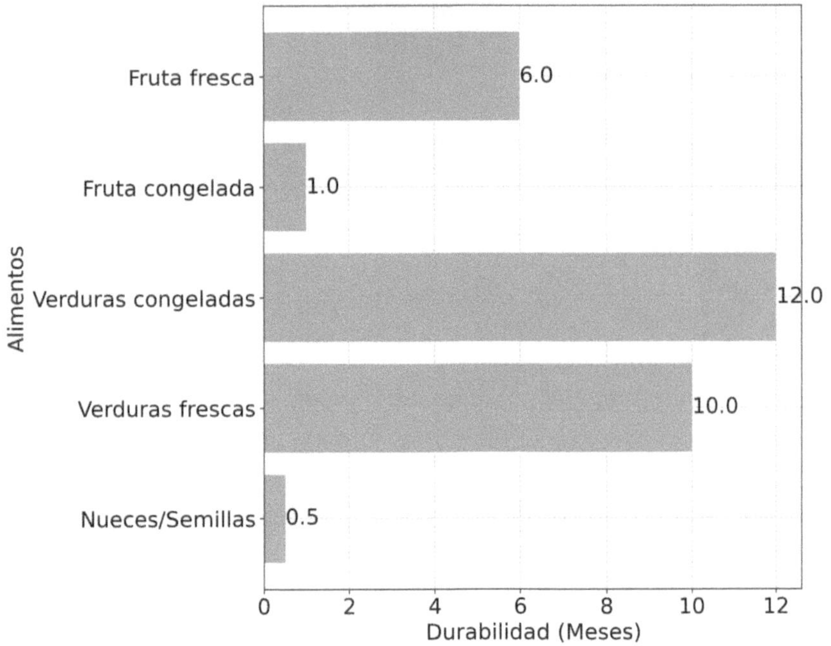

GEM: Verduras frescas

OBS: Fruta fresca

TKG: Verduras congeladas

NÜS: Nueces/Semillas

TKF: Fruta congelada

El diagrama de barras visualiza la durabilidad de varios alimentos que son relevantes para una dieta amigable para la tiroides. Las verduras y frutas congeladas ofrecen la mayor durabilidad, mientras que los productos frescos tienen una durabilidad más corta. Las nueces y semillas se encuentran en el medio. Esto ilustra la importancia del almacenamiento adecuado y el consumo regular para mantener la calidad de los nutrientes.

Conservación

La conservación de alimentos juega un papel importante en una dieta específica para la tiroides, optimizando el suministro de nutrientes y reduciendo el esfuerzo en la preparación diaria de comidas. Diferentes métodos de conservación permiten almacenar alimentos de manera segura y comestible durante un período prolongado. La congelación es excelente para frutas, verduras, carne y pescado. blanchieren las verduras brevemente en agua hirviendo antes de congelarlas desactiva las enzimas y preserva la calidad. Porciona los alimentos antes de congelarlos en recipientes adecuados o bolsas de congelación para poder extraer rápidamente la cantidad necesaria y evitar la quemadura por congelación. Por ejemplo, las bayas que se congelan individualmente en una bandeja y luego se transfieren a una bolsa mantienen su forma y son más fáciles de porcionar. La conservación en tarros, otro método probado, mantiene los alimentos durante meses mediante calentamiento y cierre hermético. Tanto las frutas como las verduras, incluidos chutneys y mermeladas, se pueden conservar. Siempre asegúrate de seguir el procedimiento correcto al conservar para evitar el riesgo de botulismo. Secar, ya sea al aire, en un deshidratador

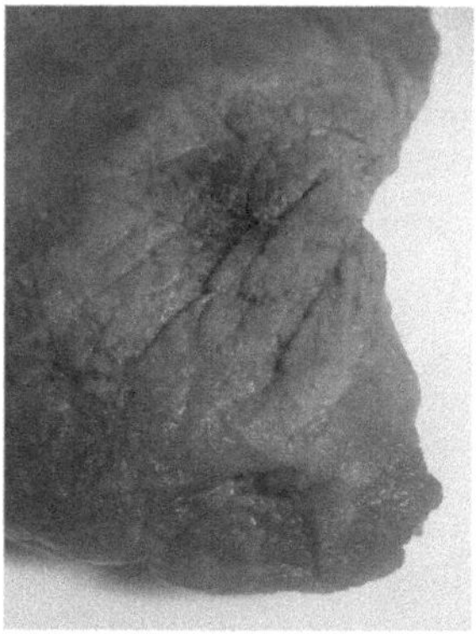

Quemadura por congelación [i49]

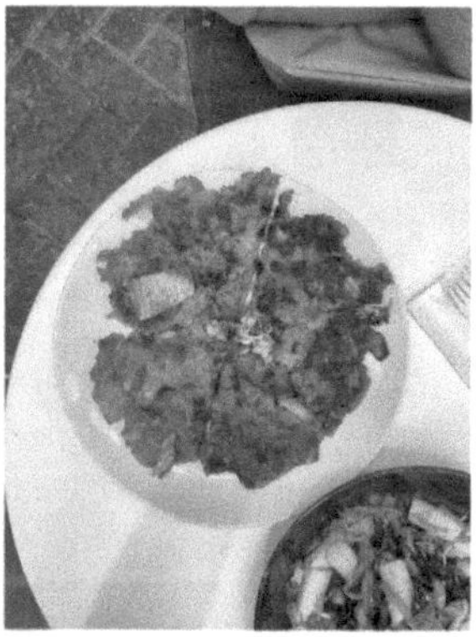

Kimchi [i50]

o en el horno, elimina la humedad de los alimentos y frena el crecimiento de microorganismos. Las hierbas, setas o frutas secas enriquecen el menú y tienen una larga vida útil. Fermentar, un proceso en el que los microorganismos transforman los alimentos, no solo produce sabores únicos, sino que también aumenta la durabilidad y el valor nutricional. El chucrut, kimchi y el yogur son ejemplos de alimentos fermentados que pueden influir

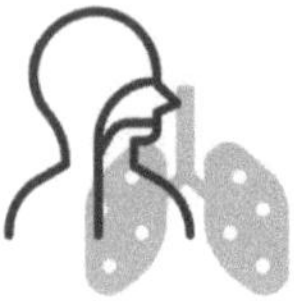

positivamente en la salud intestinal. La conservación en vinagre u aceite preserva los alimentos mediante un pH bajo o el cierre hermético. Las verduras en escabeche, como los pepinillos o las aceitunas, añaden un toque especial a los platos. Ten en cuenta las normas de higiene en todos los métodos de conservación para garantizar la calidad y seguridad de los alimentos. Limpia bien las superficies de trabajo, utensilios y recipientes para minimizar el riesgo de contaminación. Etiqueta los recipientes con la fecha y el contenido para mantener un control sobre tus suministros y consumir los alimentos a tiempo. Al combinar diferentes métodos de conservación, puedes crear un suministro variado y rico en nutrientes que te ayude a mantener tu dieta específica para la tiroides a largo plazo.

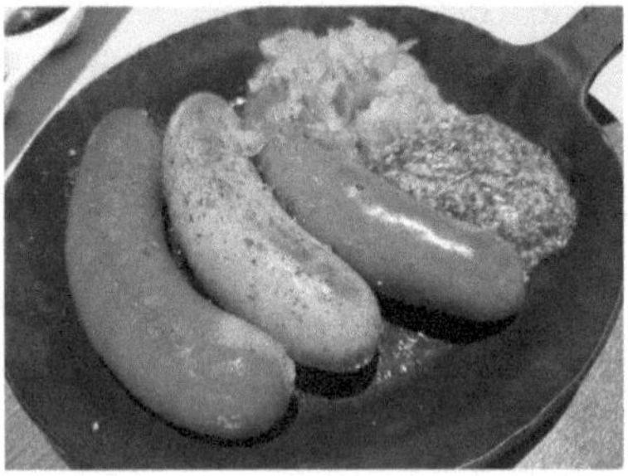

Chucrut [i51]

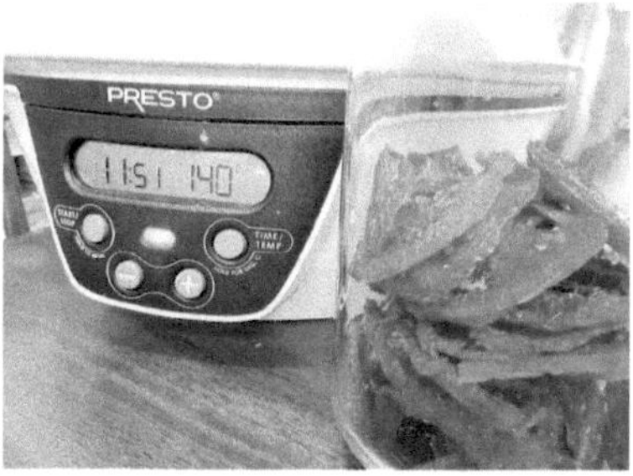

Deshidratador de alimentos [i52]

Conservación de Alimentos para la Tiroides

Distribución de métodos de conservación para la salud de la tiroides.

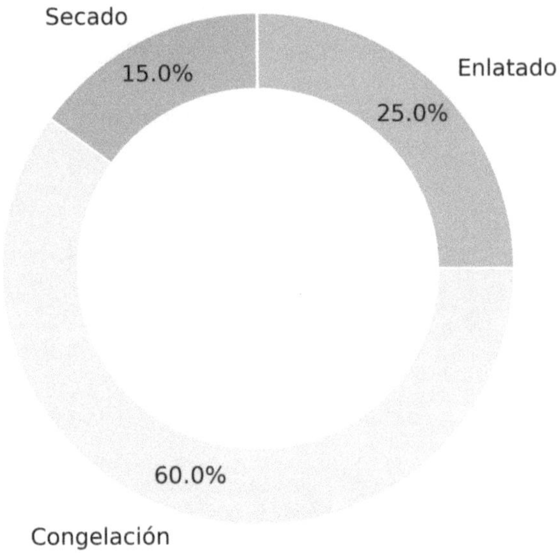

- CON: Congelación
- ENL: Enlatado
- SEC: Secado

La congelación emerge como el método preferido, probablemente debido a su mínimo impacto en el contenido de nutrientes. Si bien el secado puede concentrar ciertos nutrientes, la posible pérdida de yodo podría explicar su menor porcentaje. El enlatado, aunque viable, puede requerir atención al contenido de yodo debido a la posible lixiviación durante el procesamiento. En general, los datos sugieren una preferencia por las técnicas de conservación que priorizan la retención de nutrientes, vitales para la función tiroidea.

Conservación de nutrientes

Conservar los nutrientes en los alimentos almacenados requiere estrategias que van más allá de la simple conservación. Mientras que métodos como congelar, secar o fermentieren previenen el deterioro, pueden afectar el contenido de nutrientes. Las vitaminas, especialmente las vitaminas hidrosolubles C y del grupo B, son sensibles al calor, la luz y el oxígeno. Los minerales como el selen, importante para la función tiroidea, también pueden sufrir pérdidas si no se almacenan adecuadamente [s80]. Para conservar el contenido de selen en nueces y semillas, es ideal un almacenamiento fresco, oscuro y seco. También, almacenar en recipientes herméticos puede minimizar la pérdida de nutrientes, ya que se reduce el contacto con el oxígeno. Congelar a temperaturas lo más bajas posible ralentiza la degradación de nutrientes, mientras que un calentamiento excesivo durante la cocción puede acelerar la pérdida de vitaminas. Tiempos de cocción cortos y métodos de preparación suaves, incluso después del almacenamiento, ayudan a conservar los nutrientes de la mejor manera posible. Una dieta variada con productos frescos y de temporada complementa las reservas y contribuye a un suministro óptimo de nutrientes.

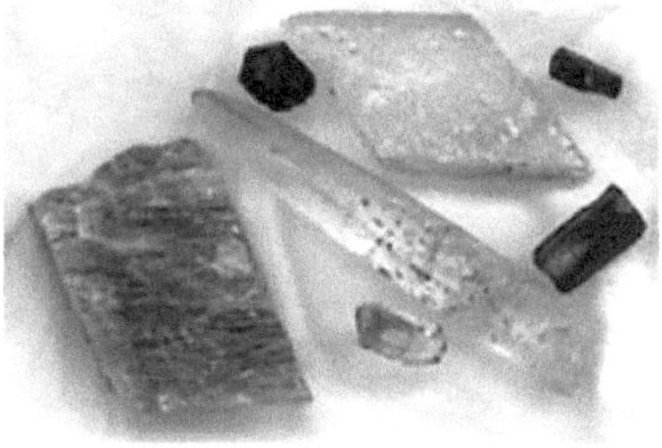

Minerales [i53]

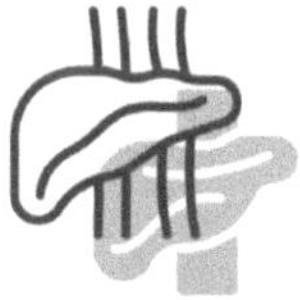

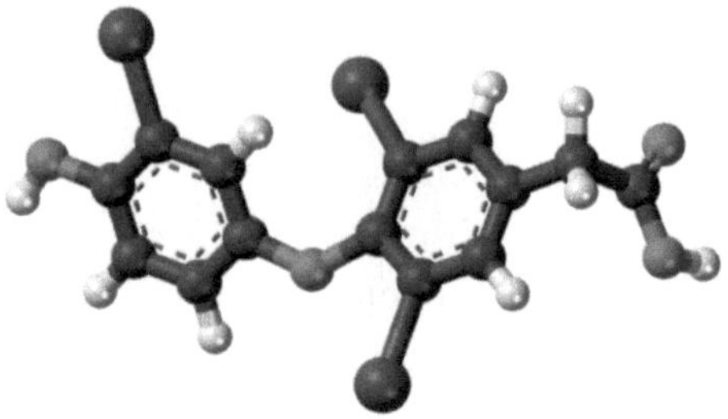

Oxígeno [i54]

Bueno saber

Seleno

El seleno es un oligoelemento esencial para la función tiroidea y la protección contra el estrés oxidativo. Un almacenamiento adecuado de alimentos ricos en seleno conserva su biodisponibilidad.

Minerales

Los minerales como el selen, el zinc y el yodo son esenciales para la producción de hormonas tiroideas. Un almacenamiento adecuado conserva su contenido en los alimentos y apoya la función tiroidea.

Retención de nutrientes en alimentos que apoyan la tiroides

Retención de nutrientes en alimentos que apoyan la tiroides a lo largo del tiempo y por método de conservación.

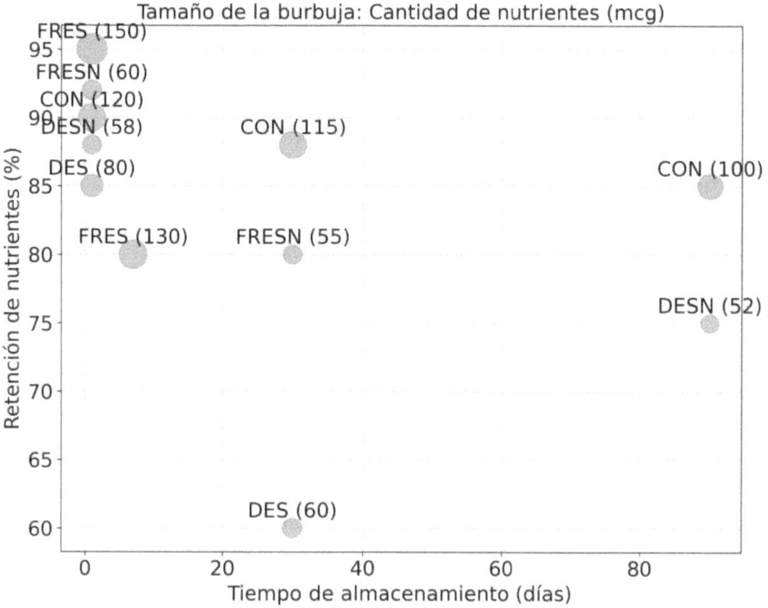

Blasengröße: Cantidad de nutrientes (mcg)

CON: Espinacas congeladas (yodo)

DES: Espinacas secas (yodo)

DESN: Nueces de Brasil secas (selenio)

FRES: Espinacas frescas (yodo)

FRESN: Nueces de Brasil frescas (selenio)

La congelación generalmente conserva los nutrientes mejor que otros métodos, especialmente durante períodos más largos. Si bien algunos nutrientes se conservan inicialmente bien mediante el secado, se degradan más rápidamente en comparación con los alimentos congelados. Los alimentos frescos tienen el mayor contenido inicial de nutrientes, pero experimentan una rápida disminución a menos que se consuman rápidamente. El escaldado antes de la congelación puede mejorar la retención de ciertos nutrientes. Elija el método de conservación que equilibre la vida útil con las necesidades de nutrientes, considerando la sensibilidad específica del nutriente a la degradación.

Consejos concretos

- Establezca un día de "cocina de provisiones" separado, en el que prepare grandes cantidades de alimentos para la semana.
- Congele caldos, sopas o salsas caseras en porciones en bandejas de cubitos de hielo y luego guarde los cubos congelados en bolsas resellables.
- Seque hierbas y especias usted mismo y elabore mezclas de especias personalizadas que se adapten a sus necesidades.
- Utilice bolsas al vacío al congelar para maximizar la vida útil y el contenido nutricional de sus alimentos.
- Consiga tarros de conserva de diferentes tamaños y etiquételos con el contenido y la fecha para mantener sus provisiones organizadas.
- Cree una tabla con las condiciones de almacenamiento óptimas para diferentes alimentos, a fin de conservar la vida útil y los nutrientes de la mejor manera posible.
- Rote sus provisiones regularmente según el principio FIFO (First In, First Out) para evitar el desperdicio de alimentos.
- Elabore un plan de comidas semanal basado en sus provisiones para utilizarlas de manera específica y comer de forma variada.
- Almacene alimentos sensibles como nueces o semillas en el refrigerador para prevenir la rancidez y proteger los nutrientes.
- Invierta en un deshidratador para secar suavemente frutas, verduras o hierbas y prolongar su vida útil.
- Experimente con la conservación de verduras en aceite o vinagre para descubrir nuevos sabores y aumentar la vida útil.
- Incorpore regularmente legumbres en su almacenamiento, ya que son duraderas y proporcionan nutrientes importantes.

4. 3 Preparación de comidas

La preparación de comidas es un componente central de una alimentación adecuada para la tiroides. Ayuda a mantener estables los niveles de azúcar en sangre, evita los antojos y optimiza la ingesta de nutrientes. Al mismo tiempo, la planificación y ejecución en la vida cotidiana presentan muchos desafíos: la falta de tiempo, recetas inapropiadas y la falta de motivación pueden desbaratar las mejores intenciones. Este capítulo le ofrece estrategias prácticas para organizar sus comidas, desde la elaboración de listas de compras hasta la preparación de platos completos o componentes individuales. Aprenderá cómo establecer una alimentación saludable y sabrosa a pesar de un calendario lleno y necesidades individuales. Descubra cómo, con la planificación adecuada, puede ahorrar tiempo, reducir el estrés y apoyar óptimamente su tiroides.

> *La planificación de las comidas no solo es organización, sino también autocuidado para la tiroides y contribuye de manera decisiva a la salud a largo plazo.*

Planificación semanal

La planificación semanal para la salud de la tiroides comienza con la organización de todas las comidas. Tres comidas principales y de dos a tres pequeños refrigerios al día ayudan a evitar el consumo excesivo de carbohidratos y a mantener estable el blutzuckerspiegel [s81]. Un plan de comidas estructurado también puede ayudar a evitar horarios de comida irregulares, que a menudo surgen debido a agendas ocupadas y falta de tiempo [s82]. Planifique sus comidas con anticipación para asegurarse de que recibe todos los nutrientes necesarios que su tiroides requiere [s83]. Considere qué alimentos necesita comprar y cuándo tiene tiempo para cocinar. Involucre a la familia en el proceso para aumentar la aceptación y no percibir la planificación como una carga [s82]. En el desayuno, concéntrese en pequeñas cantidades de carbohidratos de digestión lenta para evitar picos de azúcar en sangre [s81]. A la hora del almuerzo y la cena, puede disfrutar de una mayor variedad de alimentos, pero continúe prestando atención a una ingesta equilibrada de nutrientes. Un ejemplo de un refrigerio podría ser un puñado de nueces, que proporcionan grasas y nutrientes valiosos y pueden apoyar la función tiroidea [s83]. Asegúrese de que su dieta sea rica en aceites, nueces, verduras y carnes magras para apoyar óptimamente su tiroides [s83]. Discuta su plan de alimentación con un médico o dietista para asegurarse de que esté adaptado a sus necesidades individuales [s81]. Una dieta equilibrada que cubra todas las necesidades nutricionales puede reducir el riesgo de hipotiroidismo (hypothyreose) [s83].

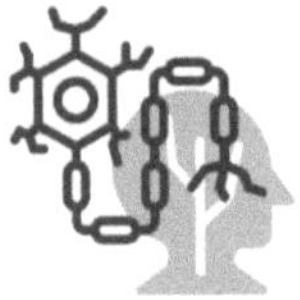

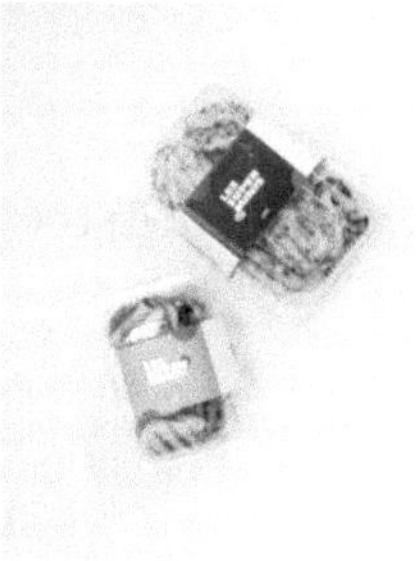

Merienda [i55]

Bueno saber

Carbohidratos

Los carbohidratos juegan un papel importante en la salud de la tiroides. Los carbohidratos complejos, que se encuentran en productos integrales, verduras y legumbres, proporcionan energía duradera y apoyan un nivel de azúcar en sangre estable. Demasiados carbohidratos simples, como los que se encuentran en bebidas azucaradas y alimentos procesados, pueden provocar fluctuaciones en el azúcar en sangre que pueden afectar negativamente la función tiroidea.

Tiempo Semanal de Preparación de Comidas (Amigable con la Tiroides)

Asignación de tiempo para la preparación de comidas que favorecen la tiroides.

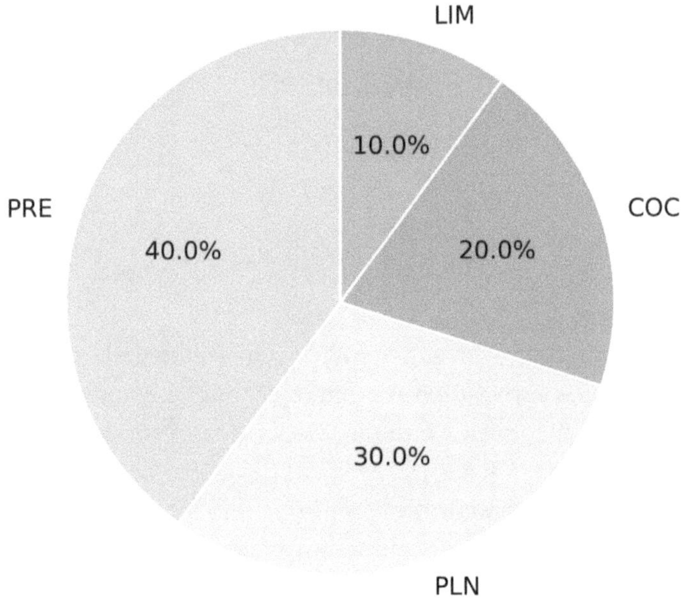

COC: Cocinar
LIM: Limpieza
PLN: Planificación e Investigación
PRE: Preparación de Ingredientes

La mayor parte del tiempo se dedica a la investigación y planificación de recetas, destacando la importancia de elegir ingredientes y comidas ricos en nutrientes y que favorezcan la tiroides. La preparación de los ingredientes lleva una cantidad significativa de tiempo, lo que resalta el beneficio de cocinar por lotes y de una organización eficiente de la cocina. El tiempo de cocción real es relativamente menor, lo que sugiere que las recetas elegidas se han simplificado para mayor eficiencia. La limpieza es una parte más pequeña, pero esencial, del proceso.

Listas de la compra

Las listas de la compra son esenciales para una implementación exitosa del plan de alimentación y ayudan a tener los alimentos necesarios para comidas adecuadas para la tiroides. Una lista de la compra bien estructurada previene compras impulsivas y reduce la probabilidad de que alimentos no deseados terminen en el carrito de la compra. Sirve como un recordatorio y asegura que todos los ingredientes para los platos planificados estén disponibles. Organice su lista de la compra por categorías de alimentos (como frutas, verduras, fuentes de proteínas) para facilitar la compra y ahorrar tiempo [s84]. Anote junto a los alimentos las cantidades necesarias para evitar compras excesivas y el desperdicio de alimentos. Tenga en cuenta el suministro de yodo al planificar su lista de la compra. El contenido de yodo en los alimentos puede variar considerablemente, tanto por fluctuaciones naturales como por procesos de procesamiento [s85]. Para asegurar una ingesta adecuada de yodo, debe utilizar alimentos yodados como la sal yodada y regularmente incluir alimentos ricos en yodo como pescado de mar y mariscos en su lista de la compra. Sin embargo, preste atención a una selección equilibrada para evitar un exceso de yodo. Consulte a un médico o nutricionista si tiene dudas sobre su suministro de yodo.

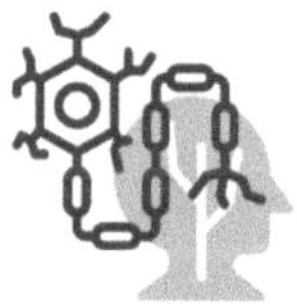

También integre las preferencias de su familia en la planificación de la lista de la compra para aumentar la aceptación de la dieta adecuada para la tiroides y hacer que la preparación de las comidas sea agradable para todos [s84]. Reflexione en conjunto sobre qué platos se deben preparar y qué alimentos se necesitan para ello. Así, la lista de la compra no solo se convierte en una herramienta práctica para la organización, sino también en un instrumento de toma de decisiones conjunta. Una responsabilidad compartida por la alimentación puede aumentar la motivación de todos los miembros de la familia y facilitar la implementación del plan de alimentación.

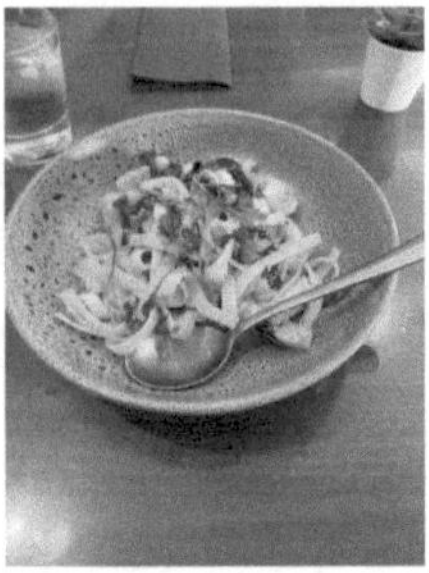

Mariscos [i56]

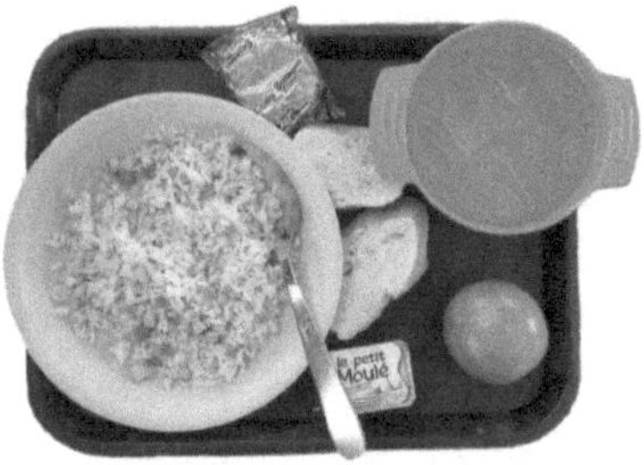

Plan de nutrición [i57]

Bueno saber

Compras impulsivas

Las compras impulsivas son compras no planificadas de alimentos, que a menudo son provocadas por factores emocionales o estrategias de marketing. En el contexto de la alimentación para la tiroides, las compras impulsivas pueden llevar a adquirir alimentos que no son compatibles con el plan de alimentación y que pueden afectar negativamente la función tiroidea, como alimentos altamente procesados o aquellos con alto contenido de azúcar.

Esencial

Esencial significa, en relación con la salud de la tiroides y la alimentación, que un nutriente o grupo de alimentos es indispensable para el funcionamiento óptimo de la tiroides y todo el metabolismo. Una deficiencia de nutrientes esenciales puede afectar la producción de hormonas tiroideas y llevar a problemas de salud.

Distribución de Macronutrientes para la Preparación de Comidas que Apoyan la Tiroides

Ejemplo de Desglose de Macronutrientes

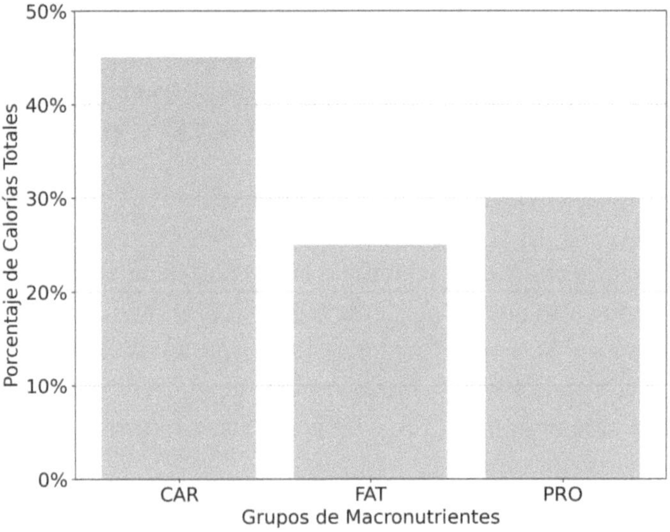

- CAR: Carbohidratos
- FAT: Grasas
- PRO: Proteínas

Esta gráfica ilustra una distribución equilibrada de macronutrientes con énfasis en alimentos integrales. La ingesta moderada de proteínas apoya la reparación de tejidos y la producción de hormonas. El énfasis en carbohidratos complejos proporciona energía sostenida y fibra, crucial para la salud intestinal y el equilibrio hormonal. Se priorizan las grasas saludables para una síntesis óptima de hormonas y un bienestar general, mientras que limitar los alimentos procesados y los azúcares refinados ayuda a minimizar la inflamación, lo que podría ser beneficioso para la salud de la tiroides.

Estrategias de precocción

Las estrategias de precocción ahorran tiempo y facilitan el cumplimiento de un plan de alimentación amigable con la tiroides. Una organización bien pensada es el primer paso: elabore un plan semanal con recetas que se ajusten a sus necesidades nutricionales y a las preferencias de su familia. Enumere todos los ingredientes necesarios y agrúpelos por categorías de alimentos para optimizar su compra. De este modo, evitará viajes innecesarios al supermercado y reducirá el riesgo de compras impulsivas. La fase de precocción en sí puede variar en intensidad. Algunos prefieren precocinar comidas completas y congelarlas en porciones. Así, siempre tendrá una comida saludable lista para servir. Otra opción es la preparación de componentes: corte de verduras, cocción de cereales o marinado de carne por adelantado. Esto ahorra tiempo durante la semana y facilita la preparación espontánea de comidas. Concéntrese primero en unos pocos platos y aumente lentamente la cantidad para no sentirse abrumado. También la precocción de componentes individuales, como verduras cortadas o cereales precocinados, puede reducir significativamente el esfuerzo. La conveniencia de los platos preparados puede ser tentadora, pero las comidas caseras le ofrecen el control total sobre los ingredientes y la composición nutricional [s86]. Involucre a su familia en el proceso: cocinen juntos o déjelos participar en la selección de recetas. Esto aumenta la aceptación del cambio de dieta y convierte la precocción en una experiencia compartida. Si cocina para varios miembros de la familia cuyas necesidades o preferencias dietéticas difieren de las suyas, planifique componentes de comidas separados. Así podrá satisfacer a todos sin comprometer su propio plan de alimentación [s86]. Invierta en recipientes de almacenamiento adecuados para guardar sus comidas y componentes precocinados de manera ordenada y eficiente en el refrigerador o

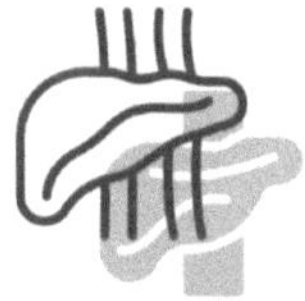

congelador. Etiquete los recipientes con la fecha y el contenido para mantener el orden y evitar el desperdicio de alimentos.

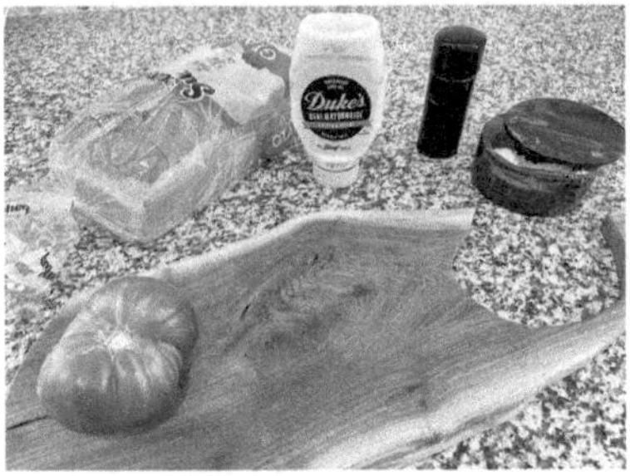

Ingredientes [i58]

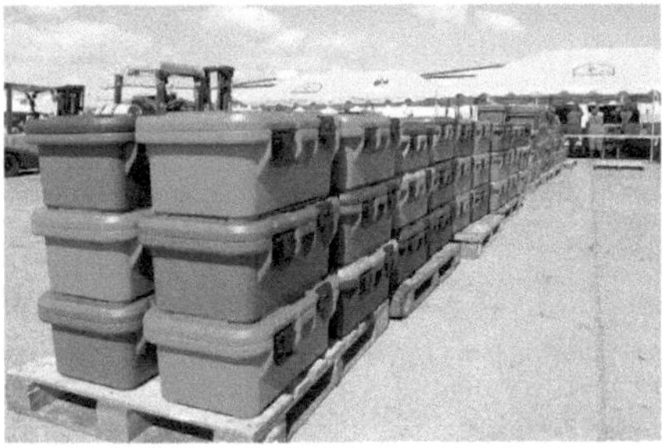

recipiente de almacenamiento [i59]

Bueno saber

Componentes

Partes individuales de una comida que se pueden preparar para ahorrar tiempo. Ejemplos son verduras cortadas, cereales precocinados o carne marinada. Estos componentes se pueden combinar rápidamente en platos completos y amigables con la tiroides.

Estrategias de precocción

La precocción ayuda a preparar alimentos ricos en yodo de manera que se minimicen las pérdidas de yodo y se conserven los nutrientes. A través de la precocción, se puede asegurar que siempre haya una comida amigable con la tiroides disponible, incluso cuando el tiempo es escaso.

Ahorro de tiempo cocinando por adelantado

Tiempo ganado por semana con la preparación de comidas

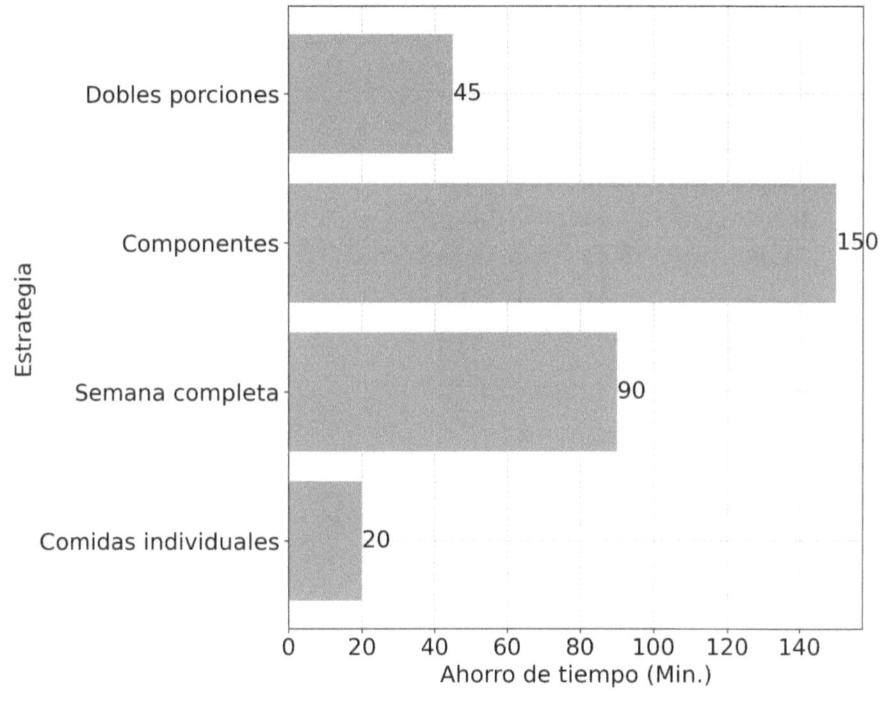

DOP: Dobles porciones

EIN: Comidas individuales

GAN: Semana completa

KOM: Componentes

El diagrama de barras horizontal visualiza el ahorro de tiempo mediante diferentes estrategias de cocción por adelantado. El mayor ahorro de tiempo se consigue cocinando por adelantado para toda la semana, seguido de la preparación de componentes y la cocción por adelantado de comidas individuales. Esto demuestra que un mayor esfuerzo en la cocción por adelantado conduce a un ahorro de tiempo significativamente mayor.

Consejos concretos

- Utilice sus domingos para cocinar alimentos básicos como cereales, legumbres o caldo de verduras y así aliviar sus días de semana.
- Cree un "sistema modular" para sus comidas: prepare diferentes componentes como verduras asadas, cereales cocidos y fuentes de proteínas que luego pueda combinar de manera flexible.
- Invierta en una buena licuadora de pie y prepare la noche anterior los ingredientes para un batido rápido y nutritivo por la mañana.
- Organice su refrigerador de manera que los componentes precocinados y los alimentos frescos sean visibles y accesibles, facilitando comidas saludables y espontáneas.
- Cuelgue una pizarra o un tablero blanco en su cocina para que el plan de comidas semanal y la lista de compras sean visibles para todos los miembros de la familia.
- Utilice recipientes reutilizables de diferentes tamaños para su preparación de comidas, con el fin de reducir residuos y optimizar el almacenamiento.
- Haga de la preparación de comidas un evento familiar: cada uno puede asumir una tarea, desde cortar verduras hasta llenar los recipientes.
- Aproveche el tiempo de cocción para preparar mayores cantidades y utilizar las sobras para el almuerzo del día siguiente o para congelar.
- Documente sus recetas y combinaciones favoritas en un libro de cocina personal o en un archivo digital para simplificar la planificación de futuras comidas.
- Intercambie ideas sobre la preparación de comidas con amigos o colegas y déjense inspirar mutuamente.

Revisión - 4. Procesamiento y preparación de alimentos

Una alimentación amigable con la tiroides no solo requiere la selección de los alimentos adecuados, sino también su óptima preparación y almacenamiento, para maximizar el contenido de nutrientes y apoyar de la mejor manera posible su tiroides. Comience con una planificación cuidadosa de sus comidas. Un plan semanal con recetas equilibradas le ayudará a controlar su ingesta de nutrientes y, al mismo tiempo, a ahorrar tiempo. Integre métodos de cocción suaves como al vapor, escaldado o salteado breve, para conservar las vitaminas y minerales sensibles al calor. Piense, por ejemplo, en brócoli al vapor con pescado a la plancha o espinacas escaldadas en una tortilla. Tenga en cuenta los tiempos de cocción específicos al preparar crucíferas como el repollo o el brócoli, para reducir el contenido de goitrógenos sin destruir los valiosos isotiocianatos.

El almacenamiento adecuado también juega un papel crucial en la conservación de nutrientes. Congele los alimentos de manera rápida y en porciones, para evitar la formación de grandes cristales de hielo y prevenir quemaduras por congelación. Envasar al vacío los alimentos antes de congelarlos minimiza el contacto con el oxígeno y ralentiza la degradación de nutrientes. Almacene alimentos ricos en selenio, como nueces y semillas, en un lugar fresco, oscuro y hermético, para proteger sus valiosos componentes. Los alimentos fermentados como el chucrut o el kimchi también pueden enriquecer su dieta y tener un efecto positivo en su salud intestinal. Sin embargo, asegúrese de almacenar estos productos en el refrigerador y consumirlos dentro del tiempo recomendado. Complete regularmente su despensa con productos frescos y de temporada para garantizar una alimentación variada y rica en nutrientes.

Para facilitar la implementación de su cambio de dieta, desarrolle estrategias prácticas de preparación anticipada. Por ejemplo, prepare grandes cantidades de verduras, cereales o legumbres durante el fin de semana, que podrá utilizar durante la semana en diferentes platos. Así ahorrará tiempo y evitará opciones de alimentación poco saludables en la ajetreada vida cotidiana. Invierta en recipientes de almacenamiento de alta calidad para mantener sus comidas y componentes precocinados organizados e higiénicos en el refrigerador o congelador. Etiquete los recipientes con la fecha y el contenido, para mantener el control y evitar el desperdicio de alimentos. No dude en involucrar a su familia en el proceso. Cocinar juntos y seleccionar recetas en conjunto puede aumentar la aceptación del cambio de dieta y motivar a todos los miembros de la familia.

Aunque el cambio a una alimentación amigable con la tiroides puede parecer desafiante al principio, vale la pena el esfuerzo. Con una planificación cuidadosa, los métodos de preparación y almacenamiento adecuados, así como estrategias prácticas de preparación anticipada, puede optimizar su dieta de manera sostenible y afectar positivamente su salud tiroidea. Sea paciente consigo mismo y celebre sus éxitos. Cada paso hacia una alimentación más saludable es una ganancia para su bienestar.

5. Adaptación nutricional en la vida diaria

¿Cómo se puede integrar una alimentación adecuada para la tiroides en la agitada vida cotidiana? Los desafíos van desde cenas de negocios espontáneas hasta las estaciones cambiantes y días estresantes en la oficina. Con las estrategias adecuadas, las aparentemente complicadas reglas dietéticas se convierten en una rutina natural. Este capítulo presenta soluciones probadas en la práctica para situaciones cotidianas típicas y proporciona las herramientas necesarias para una implementación flexible pero coherente. Descubra cómo hacer de su alimentación un aliado confiable para la salud de su tiroides, incluso cuando el día no sale según lo plancado.

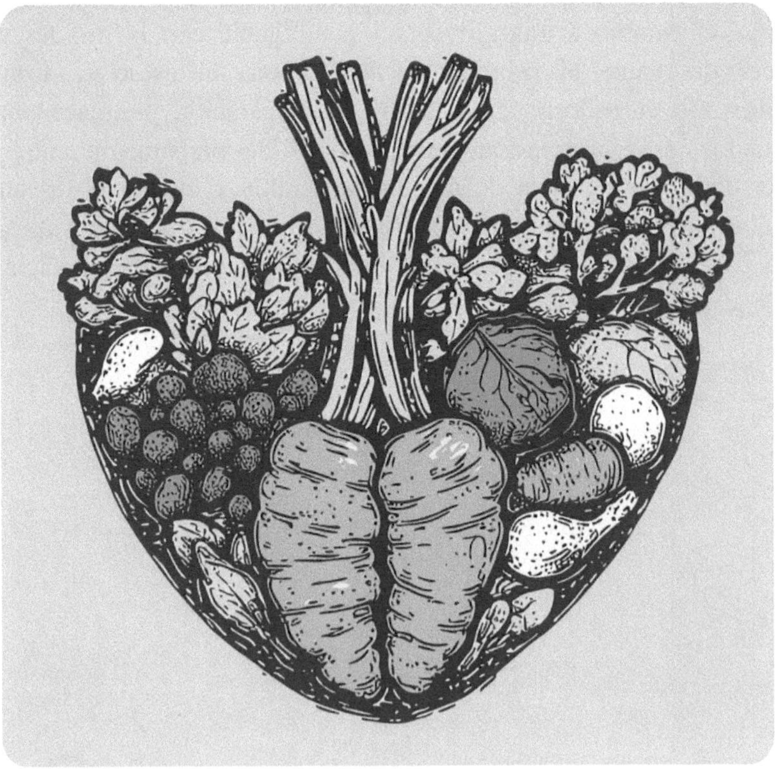

5. 1 Comida fuera de casa

La alimentación fuera de casa representa un desafío particular en las enfermedades de la tiroides. La selección en restaurantes y comedores a menudo no se ajusta a las necesidades de una dieta amigable con la tiroides y puede fomentar el sobrepeso, lo cual afecta la función tiroidea. También durante los viajes es difícil asegurar una óptima ingesta de nutrientes. Por lo tanto, una planificación específica y una selección consciente de los alimentos son esenciales. Siga leyendo y descubra cómo puede apoyar de manera óptima su tiroides incluso cuando está fuera de casa.

Decisiones conscientes en la alimentación fuera de casa, desde la elección del restaurante hasta la cantina y los víveres de viaje, apoyan una dieta saludable para la tiroides y un peso saludable.

Selección de restaurante

La elección del restaurante influye indirectamente en la salud de la tiroides a través de la alimentación. Los jóvenes adultos a menudo comen fuera de casa, siendo los restaurantes de comida rápida con hamburguesas y papas fritas muy populares [s87]. El consumo frecuente de estos alimentos aumenta el riesgo de sobrepeso y empeora la calidad de la dieta [s87]. El sobrepeso, a su vez, puede afectar la función tiroidea, por ejemplo, mediante un aumento en la producción de hormonas tiroideas o una mayor absorción de yodo por parte de la tiroides. También un bmi elevado está asociado con comer frecuentemente en restaurantes de comida rápida y en restaurantes con servicio [s88]. Una comida adicional en un restaurante de comida rápida por semana puede aumentar el IMC en 0,8 kg/m^2 [s88]. Quienes consideran que su dieta es saludable y creen que controla su peso visitan tales restaurantes con menos frecuencia [s88]. Esta conciencia puede servir como punto de partida para una selección más consciente de restaurantes. En lugar de comida rápida, se pueden considerar alternativas: restaurantes con ingredientes frescos y variados, ensaladas y platos bajos en grasa. Preste atención a la preparación: a la parrilla, al vapor o al horno en lugar de fritos. También el tamaño de la porción es relevante. Una porción más

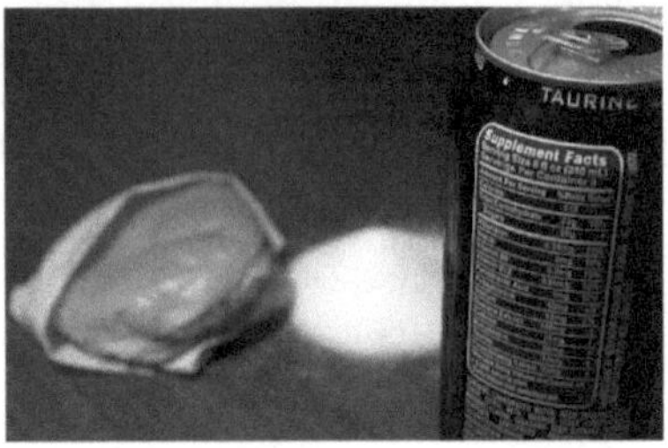

Calorías [i60]

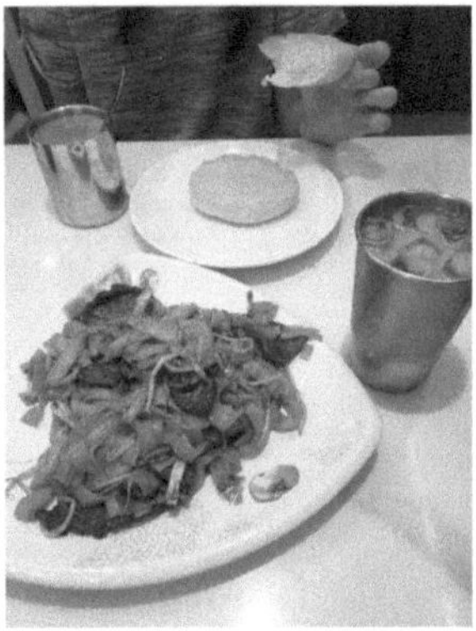

Restaurante de comida rápida [i61]

pequeña del plato deseado o compartir con un acompañante reduce la ingesta calórica. Así, también se puede mejorar la calidad de la dieta en el restaurante y apoyar la tiroides mediante un peso saludable. Los estudios muestran que una mayor variedad de opciones bajas en calorías reduce la cantidad promedio de calorías pedidas, mientras que la simple etiquetación calórica en el menú no tiene un impacto significativo [s89]. Esto subraya la importancia de la selección consciente de platos y restaurantes.

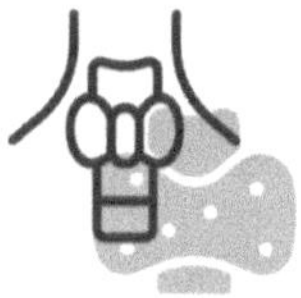

Bueno saber

Sobrepeso

El sobrepeso puede afectar la función tiroidea al aumentar la producción de hormonas tiroideas y aumentar la absorción de yodo por parte de la tiroides. Una dieta saludable, incluso fuera de casa, es importante para evitar o reducir el sobrepeso y apoyar la salud tiroidea. Preste atención a opciones más bajas en calorías y porciones más pequeñas al visitar restaurantes.

Opciones de restaurantes adecuadas para una alimentación consciente de la tiroides

Distribución de tipos de restaurantes adecuados para la salud de la tiroides.

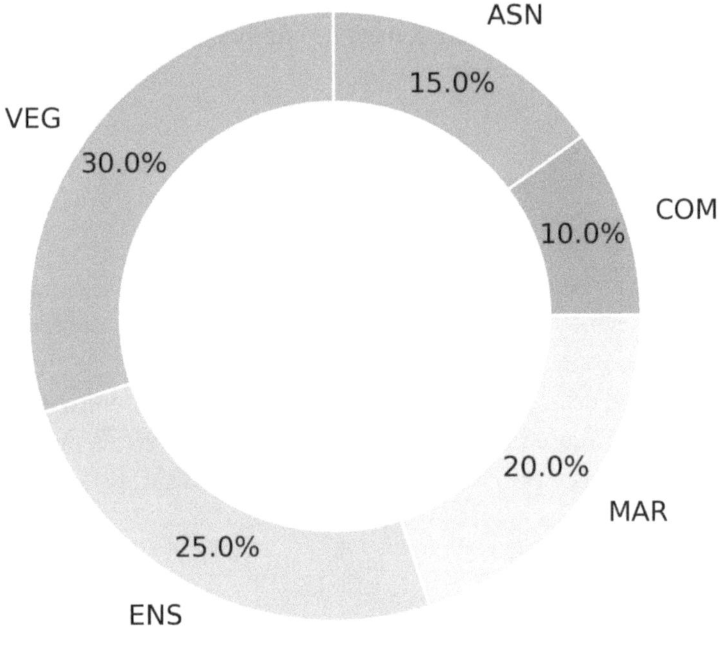

ASN: Cocina asiática

COM: Otras opciones adaptables

ENS: Bares de ensaladas/charcutería

MAR: Parrilla/mariscos

VEG: Apto para veganos/vegetarianos

Las personas con problemas de tiroides pueden encontrar opciones para comer en varios tipos de restaurantes. Si bien algunas categorías ofrecen opciones más fácilmente adaptables, una selección cuidadosa del menú y la comunicación con el personal del restaurante son cruciales para garantizar que se satisfagan las necesidades dietéticas.

Comida de cantina

Las cantinas ofrecen una opción de alimentación práctica, pero los alimentos ofrecidos no siempre satisfacen las necesidades de las personas con enfermedades de la tiroides o el deseo de una dieta equilibrada. El precio y la ubicación influyen fuertemente en el uso de una cantina, al igual que la calidad de la oferta [s90]. Por lo tanto, es recomendable considerar varios aspectos para utilizar la cantina de manera óptima según las propias necesidades. Un factor importante es la selección consciente de los alimentos. Las cantinas a menudo ofrecen una gran variedad, que va desde bocadillos altos en calorías hasta comidas completas [s90]. Para una dieta amigable con la tiroides, se debe prestar atención a los ingredientes frescos, muchas verduras y productos integrales. Las opciones ricas en fibra y bajas en grasa no solo apoyan la tiroides, sino que también contribuyen a un peso saludable [s90]. En lugar de alimentos fritos, se deben preferir las variantes a la parrilla, al vapor o al horno. También el tamaño de la porción juega un papel: se puede optar por una porción más pequeña o compartir un plato. Al igual que en los restaurantes con servicio, la elección consciente del menú en la cantina puede mejorar la calidad de la alimentación. La oferta en las cantinas, especialmente en las escuelas, tiene el potencial de moldear los hábitos alimenticios a largo plazo [s91]. Por lo tanto, es deseable un enfoque en opciones saludables. La satisfacción con las cantinas es generalmente alta, con más del 60 % de los usuarios evaluando positivamente los servicios [s90]. Esto demuestra que las cantinas son una forma de alimentación aceptada y que, mediante ajustes específicos en la oferta, se puede atender aún mejor a las necesidades individuales. Los caterers se ven en la responsabilidad de promover una alimentación saludable [s92]. Estrategias que consideren la colocación, presentación y fijación de precios de alimentos saludables podrían apoyar adicionalmente la selección de tales platos en las cantinas [s92].

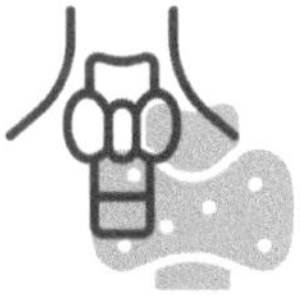

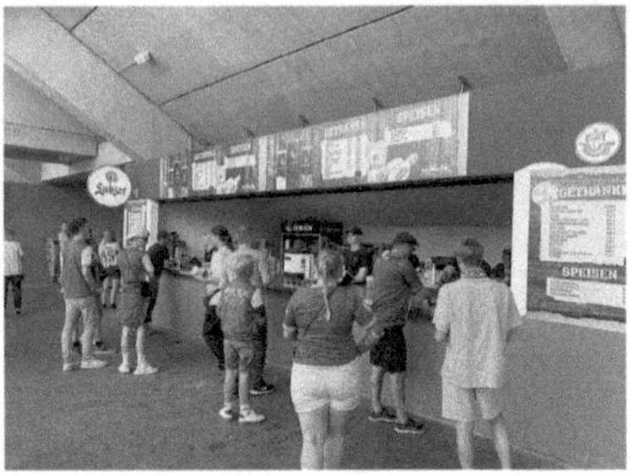

Proveedor de catering [i62]

Bueno saber

Bajo en grasa

Una dieta baja en grasa puede ayudar a aliviar el metabolismo en casos de hipertiroidismo y controlar el aumento de peso. En la cantina, preste atención a métodos de preparación bajos en grasa como al vapor o a la parrilla y elija fuentes de proteínas bajas en grasa como pescado o aves.

Productos integrales

Los productos integrales contienen más fibra, vitaminas y minerales en comparación con los productos de harina blanca, que son importantes para una función tiroidea saludable. También contribuyen a un nivel de azúcar en la sangre estable y pueden prevenir los antojos que pueden ocurrir con problemas de tiroides.

Fibra

Las fibras son componentes alimenticios no digeribles que pueden promover la digestión y estabilizar los niveles de azúcar en la sangre, lo cual es especialmente importante para el control del peso y el bienestar general en personas con enfermedades de la tiroides. En las cantinas se pueden encontrar alimentos ricos en fibra como pan integral, verduras y legumbres.

Contenido de yodo en alimentos comunes de la cafetería

Apoya la salud de la tiroides

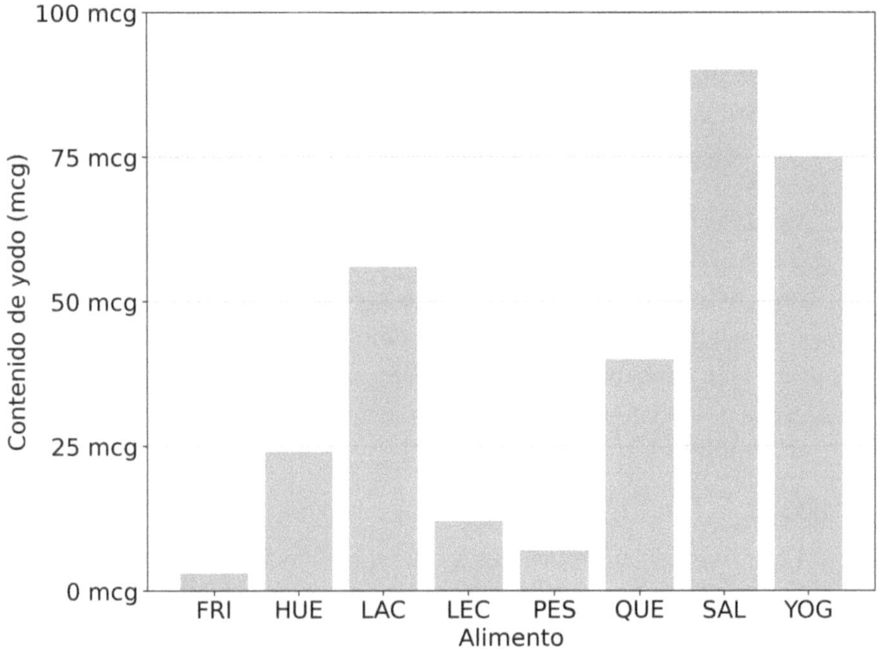

FRI: Frijoles (rojos)

HUE: Huevos (2)

LAC: Leche (1 taza)

LEC: Queso (cheddar)

PES: Pechuga de pollo

QUE: Salmón

SAL: Algas marinas*

YOG: Yogurt (natural)

Esta gráfica destaca la variación significativa en el contenido de yodo en las opciones comunes de la cafetería. Si bien los lácteos y el pescado pueden ser buenas fuentes de yodo, confiar únicamente en estos puede no ser suficiente para todos. Las opciones a base de plantas, incluso las verduras marinas cuando están disponibles, pueden variar mucho. Las personas con problemas de tiroides deben considerar diversificar sus opciones de alimentos y potencialmente discutir la suplementación con yodo con un profesional de la salud si es necesario.

Provisiones de viaje

Una buena planificación de las provisiones de viaje es esencial para las personas con enfermedades de la tiroides o aquellas que cuidan su alimentación, para mantener su dieta habitual incluso cuando están fuera de casa. Especialmente los viajes largos en coche, tren o avión requieren una preparación cuidadosa de la comida. Las comidas preparadas y los snacks en áreas de descanso o estaciones de tren suelen ser ricos en grasas, azúcares y sal, y rara vez cumplen con los requisitos de una dieta equilibrada y amigable con la tiroides. En su lugar, se recomienda llevar alimentos propios para mantener el control sobre la ingesta de nutrientes.

Alimentos adecuados para las provisiones de viaje incluyen, por ejemplo, panes o bollos integrales, cubiertos con fiambres magros, queso o untar vegetarianos. Frutas y verduras frescas como manzanas, plátanos, zanahorias o pepinos también son buenas opciones y aportan vitaminas y minerales importantes. Nueces y semillas ofrecen grasas saludables y proteínas, pero deben consumirse con moderación debido a su alto contenido calórico. Los huevos duros son una fuente práctica de proteínas y son fáciles de transportar. Como bebidas, son adecuadas el agua, el té sin azúcar o las limonadas caseras. Para viajes más largos, también se pueden llevar ensaladas en recipientes herméticos. En este caso, el aderezo

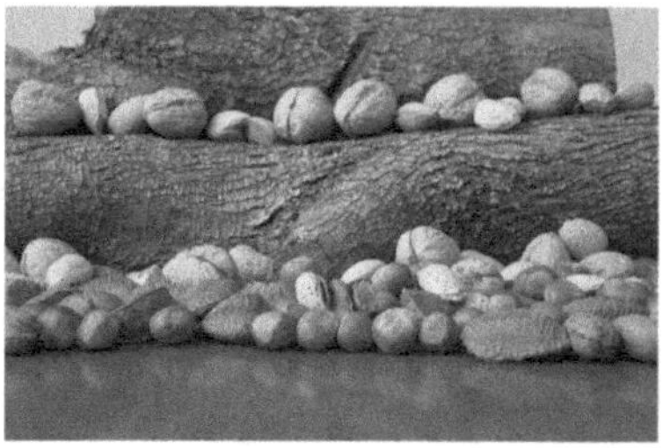

Nueces [i63]

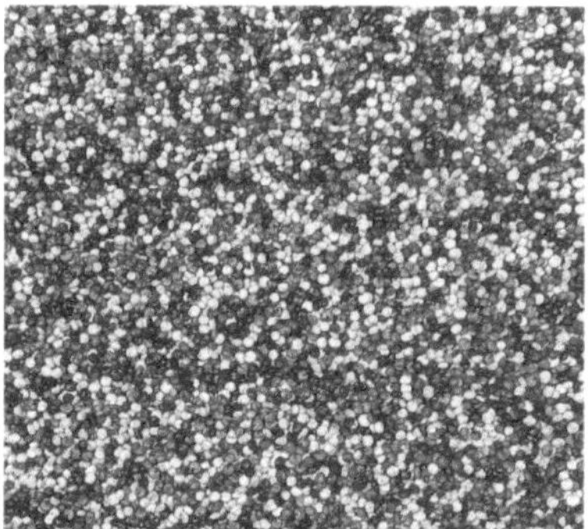

Quinoa [i64]

debe empaquetarse por separado y añadirse justo antes de consumir. Las ensaladas de quinoa o arroz con verduras a la parrilla y legumbres son alternativas saciantes y ricas en nutrientes. Aquellos que deben prestar atención a necesidades dietéticas especiales, como en el caso de una intolerancia al gluten o intolerancia a la lactosa, encontrarán en el supermercado una amplia selección de panes, productos horneados y lácteos sin lactosa. Así, un sándwich sin gluten con queso sin lactosa y ensalada puede ser una comida completa para llevar. La correcta conservación de los alimentos también es importante para garantizar la calidad y frescura. Las neveras portátiles con acumuladores de frío mantienen frescos alimentos delicados como ensaladas, frutas, verduras y productos lácteos. Los alimentos secos como nueces, semillas, galletas integrales o barritas de cereales se pueden almacenar bien en recipientes o bolsas resellables. A través de una buena organización de las provisiones de viaje, se puede mantener la dieta amigable con la tiroides incluso cuando se está fuera de casa, apoyando así el bienestar. Una preparación así también minimiza los refrigerios no planificados con alimentos poco favorables y contribuye a una alimentación saludable a largo plazo. Para optimizar la ingesta de nutrientes y al mismo tiempo aportar variedad al menú, se puede diseñar las provisiones de viaje según el principio de un sistema modular. - Productos integrales como base, - fuentes de proteínas como huevos, nueces, queso o carne magra, - una porción de fruta o verdura para vitaminas y minerales. Este sistema permite combinaciones diversas y evita comidas monótonas.

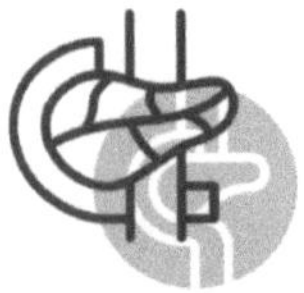

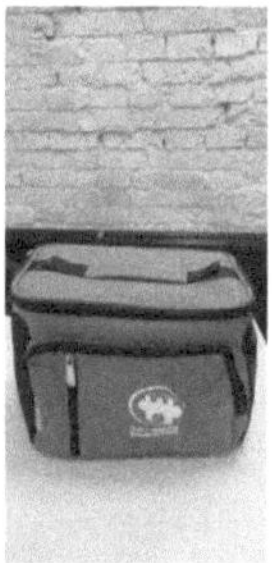

Bolsa térmica [i65]

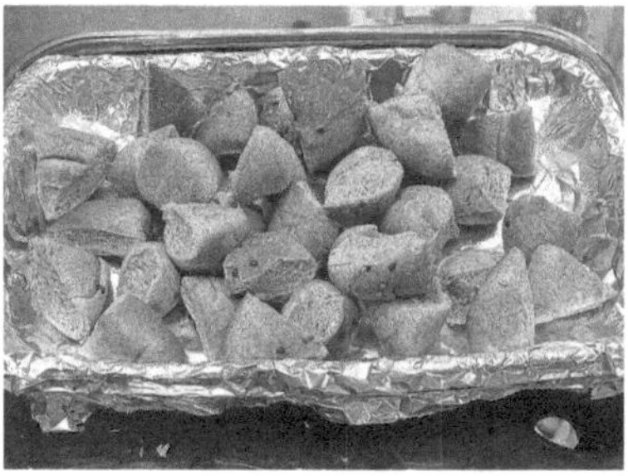

Pan integral [i66]

Bueno saber

Intolerancia a la lactosa

La intolerancia a la lactosa es la incapacidad de digerir completamente el azúcar de la leche (lactosa). Esto puede llevar a molestias digestivas. En problemas de tiroides, las molestias digestivas pueden dificultar aún más la absorción de nutrientes importantes. Los productos sin lactosa permiten a los afectados disfrutar de productos lácteos sin estos efectos negativos.

Intolerancia al gluten

En una intolerancia al gluten (celiaquía), el cuerpo reacciona con una inflamación de la mucosa intestinal al gluten, una proteína en los cereales. Esta inflamación puede afectar la absorción de nutrientes, lo que es especialmente problemático en problemas de tiroides, ya que la tiroides depende de un suministro adecuado de nutrientes. Por lo tanto, una dieta sin gluten es importante en la celiaquía para mantener la salud intestinal y apoyar la función tiroidea.

Provisiones de viaje para la tiroides

Refrigerios nutritivos para llevar

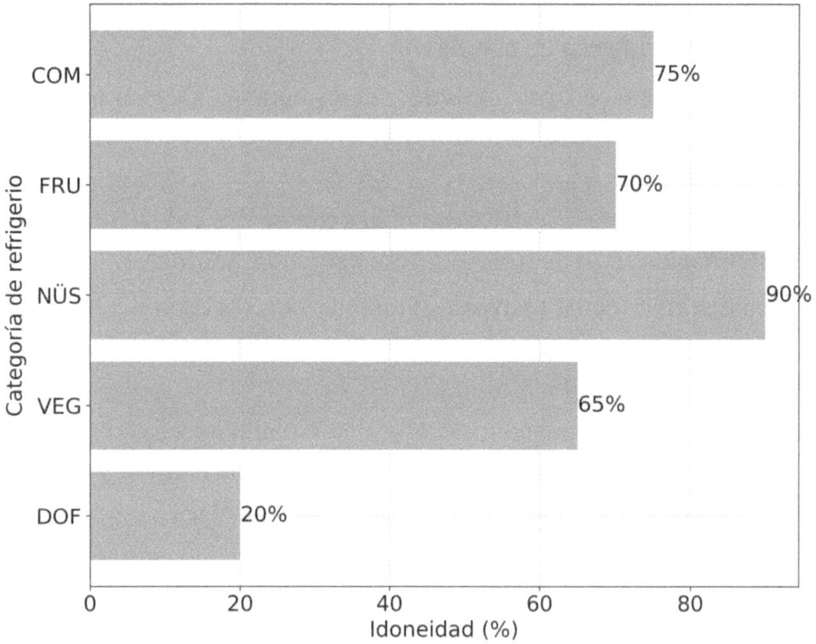

COM: Comidas preparadas

FRU: Fruta (fresca)

VEG: Verduras (crudas)

DOF: Fruta (deshidratada)

NÜS: Nueces y semillas

El gráfico de barras visualiza la idoneidad de varios refrigerios para viajes, teniendo en cuenta la salud de la tiroides. Los frutos secos y las semillas ofrecen la mejor combinación de valor nutricional y durabilidad, mientras que las frutas, aunque nutritivas, pueden echarse a perder más rápidamente. Las frutas secas son una buena alternativa, pero a menudo contienen mucha azúcar. Los alimentos precocinados son los menos recomendables debido a su bajo contenido nutricional y posibles aditivos.

Consejos concretos

- Quédese en restaurantes con cocinas abiertas. Así podrá observar la preparación de sus platos y tener una idea de los ingredientes utilizados.
- Pida porciones más pequeñas o comparta un plato con su acompañante. Esto no solo ahorra dinero, sino que también ayuda a controlar la ingesta de calorías.
- Visite el menú en línea antes de ir al restaurante. De esta manera, podrá tomar una decisión saludable con calma y evitar decisiones espontáneas.
- Elija restaurantes que ofrezcan platos regionales y de temporada. Estos suelen ser más frescos y contienen más nutrientes.
- Visite regularmente nuevos restaurantes con conceptos saludables, como restaurantes vegetarianos o veganos. Esto ampliará su horizonte culinario.
- Lleve consigo un pequeño complemento como nueces o frutas para el almuerzo en la cantina, para evitar ataques de hambre y optimizar la ingesta de nutrientes.
- Hable con el personal de la cantina sobre sus deseos alimentarios y dé retroalimentación constructiva sobre la oferta.
- Inicie en su empresa una "Semana de la Salud" en la cantina con un enfoque en una alimentación integral y equilibrada.
- Organice con colegas un pedido conjunto de almuerzos saludables de servicios de entrega externos.
- Utilice el tiempo de descanso en la cantina para intercambiar ideas sobre alimentación saludable con colegas y motivarse mutuamente.

5. 2 Adaptación estacional

Las fluctuaciones estacionales de las hormonas tiroideas influyen en la interpretación de los valores sanguíneos y pueden llevar a diagnósticos erróneos. Los cambios en la temperatura y la luz del día afectan el TSH, FT3 y FT4, lo que debe tenerse en cuenta tanto en el caso de Hashimoto como de Basedow. Estos ritmos naturales impactan el metabolismo, la composición corporal e incluso la eficacia de los medicamentos. A lo largo del año, no solo cambia la actividad tiroidea, sino también nuestros hábitos alimenticios. Una dieta adaptada puede ayudar a apoyar óptimamente la tiroides y mitigar los efectos de las fluctuaciones estacionales. Descubra en este capítulo cómo puede diseñar su alimentación en armonía con las estaciones y así promover su salud tiroidea.

> *Tenga en cuenta las fluctuaciones estacionales naturales de sus valores tiroideos, especialmente al interpretar los resultados de las pruebas y al ajustar la medicación.*

Nutrición de invierno

En invierno, la función de la tiroides cambia. Estudios muestran que los niveles de TSH alcanzan su punto máximo en invierno, especialmente en enero, mientras que los niveles de FT3 son más bajos en enero [s93] [s94]. Por otro lado, FT4 fluctúa menos, pero muestra valores más altos en los meses de febrero, marzo, octubre y noviembre [s93]. Estas fluctuaciones estacionales afectan la interpretación de los valores tiroideos. Un hipotiroidismo subclínico diagnosticado en invierno puede no estar presente en verano, cuando los niveles de TSH son más bajos [s94]. Estos ritmos naturales deben ser considerados al evaluar la función tiroidea para evitar diagnósticos erróneos. La duración de la luz del día también influye en los valores de FT3 y FT4 [s94]. La temporada fría no solo afecta las hormonas tiroideas, sino también el metabolismo. En invierno, la masa de grasa corporal tiende a ser mayor y la actividad física es menor en comparación con la primavera y el verano [s95]. La ingesta de alimentos también cambia, siendo mayor la cantidad de proteínas, grasas y carbohidratos consumidos en invierno que en verano [s95]. Estos cambios son parte de la adaptación estacional natural del cuerpo. Como muestran los estudios, los valores de T4 y TSH están elevados en los meses de invierno [s96]. Esto puede llevar a más derivaciones y resultados falsos positivos en pruebas de enfermedades tiroideas. Por lo tanto, una visita al médico en invierno debido a síntomas tiroideos siempre debe considerar las fluctuaciones estacionales de los valores hormonales. La regulación de estos procesos de adaptación ocurre, entre otros, en el hipotálamo, una región del cerebro que también controla el metabolismo de las hormonas tiroideas [s97].

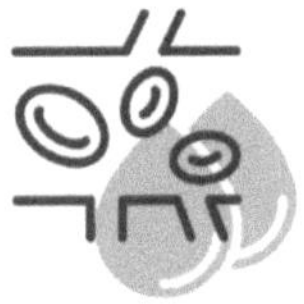

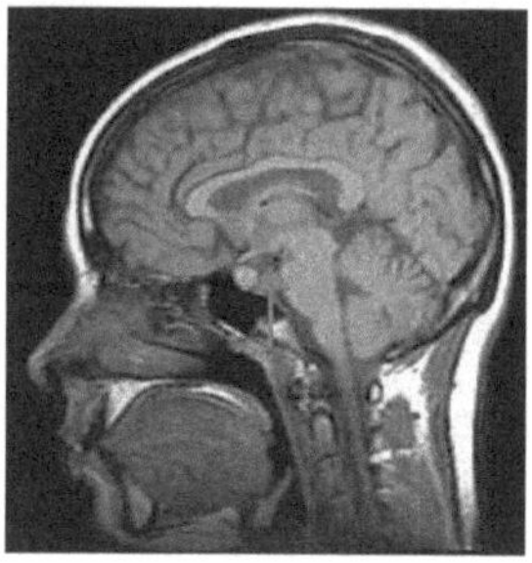

Hipotálamo [i67]

Bueno saber

Hipotálamo

El hipotálamo es una región del cerebro que controla muchas funciones corporales, incluida la función tiroidea. Responde a cambios en la duración de la luz del día y la temperatura, e influye en la liberación de TSH.

Hipotiroidismo subclínico

Un hipotiroidismo subclínico se presenta cuando el nivel de TSH está elevado, pero los niveles de FT3 y FT4 aún están dentro del rango normal. Las fluctuaciones estacionales de las hormonas tiroideas pueden hacer que un hipotiroidismo subclínico diagnosticado en invierno no esté presente en verano.

Nutrición invernal para la salud de la tiroides

Enfoque en macronutrientes para el apoyo de la tiroides en invierno.

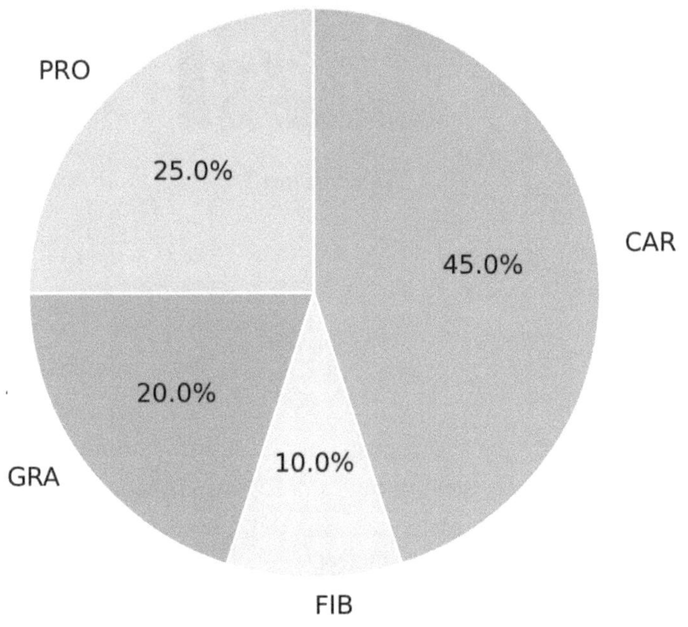

CAR: Carbohidratos complejos (tubérculos, cereales integrales)

FIB: Alimentos ricos en fibra (frutas, verduras, legumbres)

GRA: Grasas saludables (aguacate, nueces, semillas, aceite de oliva)

PRO: Proteínas (carnes magras, legumbres, pescado)

Este gráfico enfatiza la importancia de los macronutrientes balanceados durante el invierno para la salud de la tiroides. El mayor porcentaje de carbohidratos complejos proporciona energía sostenida y apoya niveles estables de azúcar en la sangre, cruciales para una función tiroidea óptima. La proteína adecuada apoya la producción y reparación de hormonas, mientras que las grasas saludables son esenciales para la síntesis de hormonas y la absorción de nutrientes. La inclusión de alimentos ricos en fibra ayuda a la digestión y ayuda a regular el azúcar en la sangre, lo que beneficia aún más la salud de la tiroides.

Nutrición de verano

Los meses más cálidos influyen en la actividad de la tiroides y en el equilibrio hormonal. Mientras que en invierno los niveles de TSH alcanzan su punto máximo, en verano suelen disminuir. Paralelamente, los valores de ft aumentan, mientras que FT4 se mantiene relativamente estable. Estas fluctuaciones estacionales son relevantes para la interpretación de los valores sanguíneos y deben ser consideradas en el diagnóstico y tratamiento de enfermedades tiroideas para evitar una sobredosis o subdosificación de medicamentos. Así, un subklinische_hypothyreose diagnosticado en invierno puede no estar presente en verano debido a la menor concentración de TSH. Además de la temperatura, la duración del día también juega un papel en la regulación de las hormonas tiroideas. La investigación muestra que la luz se capta a través de los ojos y se procesa en el hipotálamo, una área del cerebro que también controla la función tiroidea. Esta información luminosa influye en la producción de TSH, lo que a su vez permite ajustes estacionales en el cuerpo. El cuerpo también responde a las temperaturas cálidas con un cambio en el metabolismo y la composición corporal. En verano, la actividad física suele ser mayor y la ingesta de alimentos cambia. Una dieta más ligera con abundante fruta y verdura fresca, así como ensaladas, proporciona al cuerpo vitaminas y minerales de manera óptima. El aceite de oliva y extracto de hoja de olivo, componentes típicos de la cocina mediterránea, contienen compuestos que pueden influir positivamente en la función tiroidea al estimular la producción de T3. Estos efectos se han estudiado principalmente en animales. Si estos resultados se pueden transferir a los humanos aún es objeto de más investigación. Sin embargo, la integración del aceite de oliva en la dieta veraniega puede ser un complemento valioso.

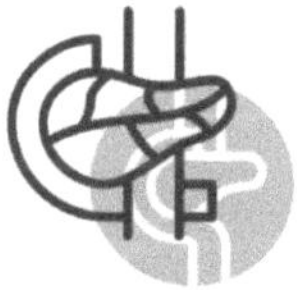

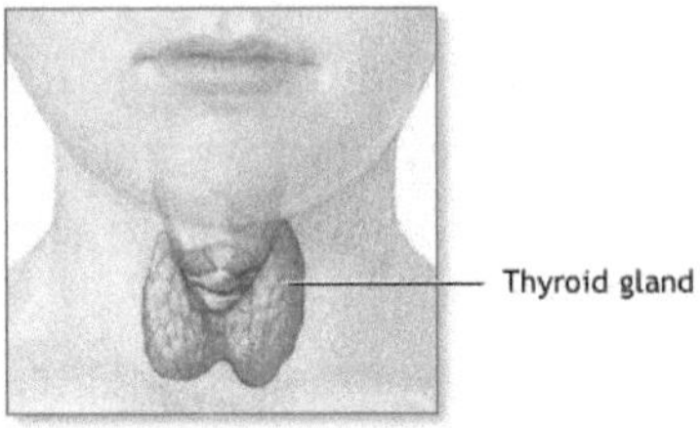

TSH [i68]

Necesidades de hidratación en verano

Necesidades de líquidos y electrolitos a lo largo de un día de verano

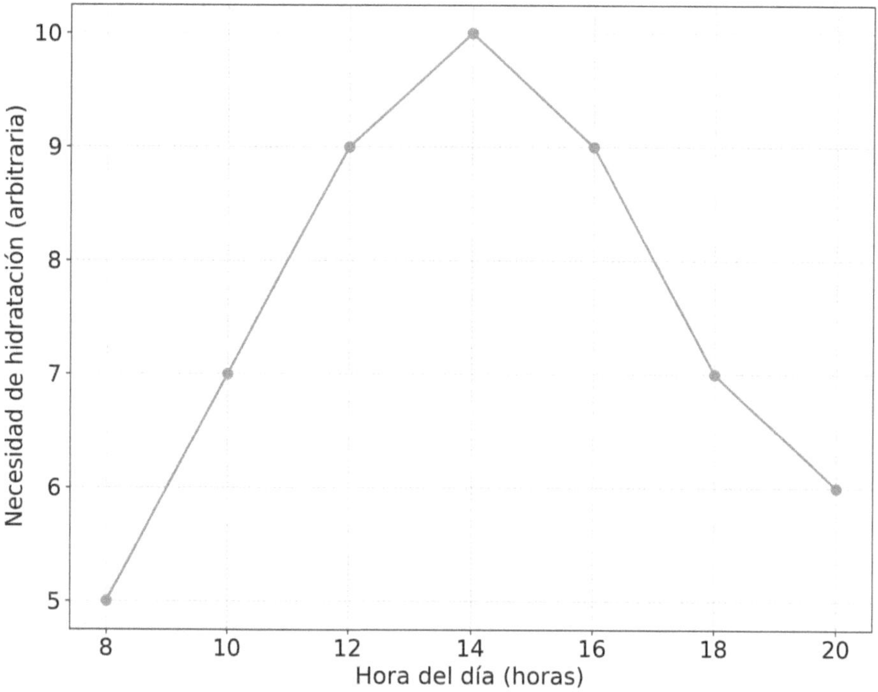

El gráfico muestra el aumento de las necesidades de hidratación durante las horas de mayor calor, destacando la importancia de una ingesta constante de líquidos y electrolitos a lo largo del día para mantener una hidratación y una función tiroidea óptimas. La disminución de la necesidad de hidratación por la noche sugiere una reducción de la actividad y, por lo tanto, menores necesidades. Mantener el equilibrio electrolítico es crucial para la correcta producción y conversión de la hormona tiroidea.

Tiempos de transición

Los tiempos de transición, como la primavera y el otoño, presentan al organismo desafíos de adaptación. En primavera, las temperaturas aumentan y los días se alargan. El cuerpo reacciona con un cambio en el equilibrio hormonal, incluyendo las hormonas tiroideas. Los valores de TSH generalmente disminuyen desde el pico invernal, mientras que la concentración de FT3 aumenta. [s98] Este ritmo natural influye en la interpretación de los valores tiroideos y debe ser considerado en los diagnósticos. En otoño, este proceso se invierte: las temperaturas descienden, los días se acortan y la producción de TSH vuelve a aumentar. [s98] Estos procesos de adaptación son importantes para la regulación del equilibrio energético y la temperatura corporal, ya que las hormonas tiroideas afectan el metabolismo. [s98] Además de las hormonas tiroideas, también cambia la composición corporal. En primavera y verano, la actividad física suele aumentar, mientras que en otoño e invierno tiende a disminuir, lo que se correlaciona con las fluctuaciones estacionales de acumulación de grasa. [s99] La transición de un entorno frío a uno cálido puede influir en la acumulación de grasa, lo que sugiere una adaptación estacional. [s99] También los ritmos circadianos, que regulan la liberación diaria de hormonas, juegan un papel en la adaptación estacional. Las alteraciones crónicas de estos ritmos, como las causadas por el trabajo en turnos, pueden afectar la secreción de TSH. [s100] Un estilo de vida saludable con suficiente sueño y comidas regulares puede ayudar a estabilizar el ritmo circadiano y apoyar la función tiroidea.

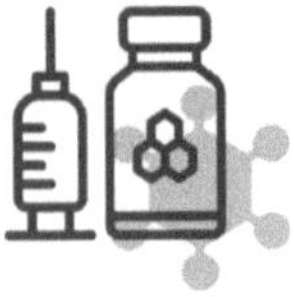

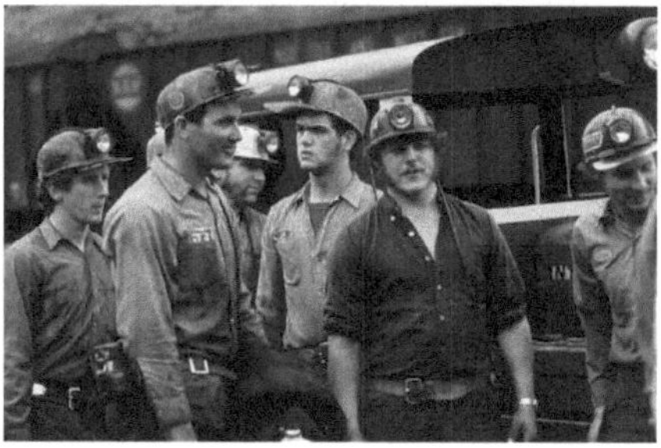

trabajo por turnos [i69]

Bueno saber

Ritmos circadianos

Los ritmos circadianos son los ritmos biológicos internos del cuerpo, de aproximadamente 24 horas, que regulan diversas funciones corporales como el ciclo sueño-vigilia, la liberación de hormonas y la temperatura corporal. Una alteración de estos ritmos puede afectar la función tiroidea y el metabolismo. Una dieta adecuada y un sueño suficiente pueden ayudar a estabilizar el ritmo circadiano.

TSH

La hormona estimulante de la tiroides TSH se produce en la glándula pituitaria y regula la producción hormonal de la tiroides. Los cambios en los niveles de TSH pueden indicar un trastorno de la función tiroidea y dependen de factores como la estación del año y la dieta.

Soporte Tiroideo Estacional

Disponibilidad de nutrientes e impacto en la función tiroidea a lo largo de las estaciones.

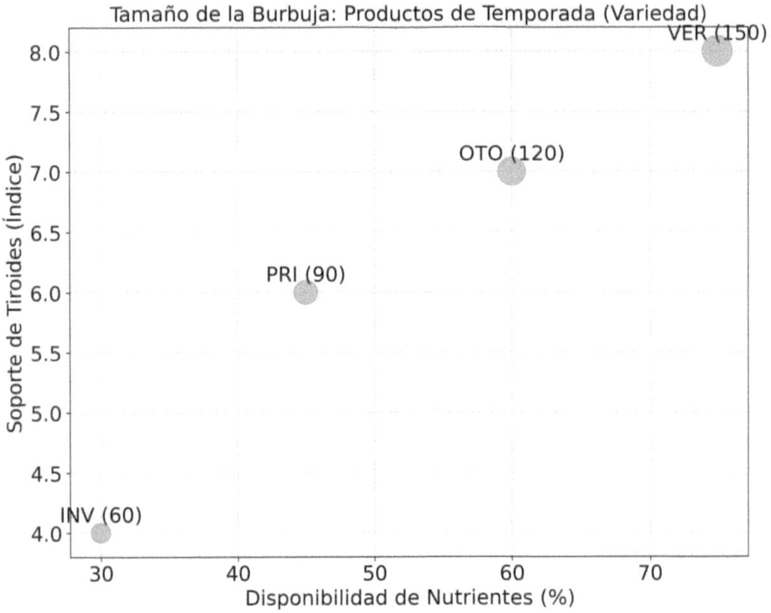

Blasengröße: Productos de Temporada (Variedad)

INV: Invierno

PRI: Primavera

OTO: Otoño

VER: Verano

El verano y el otoño muestran una mayor disponibilidad de nutrientes que apoyan la tiroides, lo que potencialmente se correlaciona con una mejor función tiroidea debido al aumento de yodo y selenio de los productos de temporada. El invierno ve una disponibilidad reducida de nutrientes, lo que sugiere la necesidad de suplementos o ajustes en la dieta para apoyar la salud de la tiroides. La primavera presenta un nivel moderado de apoyo, lo que indica un período de transición donde las elecciones dietéticas conscientes pueden optimizar la función tiroidea.

Consejos concretos

- Ajuste el tamaño de sus porciones según las estaciones: en invierno puede comer un poco más, en verano un poco menos.
- Modifique la preparación de sus alimentos de acuerdo a la temporada: en invierno se calienta con guisos y sopas, en verano se refresca con ensaladas y platos fríos.
- Integre hierbas de temporada en su dieta: en primavera use ajo silvestre, en verano albahaca, en otoño romero y en invierno tomillo.
- Beba en invierno bebidas calientes como tés de hierbas o agua de jengibre y en verano bebidas refrescantes como agua con limón o menta.
- Ajuste su ingesta de grasas según la temporada: en invierno prefiera grasas que calienten como el aceite de coco o ghee, en verano aceites ligeros como el aceite de linaza o de oliva.
- Escuche a su cuerpo: coma cuando tenga hambre y deténgase cuando esté satisfecho, independientemente de la temporada.
- Tenga en cuenta la diferente disponibilidad de vitamina D: en verano puede aumentar su nivel de vitamina D a través de la luz solar, en invierno debería considerar alimentos ricos en vitamina D o, si es necesario, un suplemento.
- Reflexione sobre sus niveles de energía: en invierno puede necesitar más energía a través de alimentos ricos en carbohidratos, en verano se sentirá más cómodo con una dieta más ligera.

5. 3 Manejo del estrés

El estrés influye en la función tiroidea y puede intensificar hábitos alimenticios poco saludables, creando un círculo vicioso que afecta negativamente su salud. Tanto los pacientes con Hashimoto como los de Basedow se benefician de estrategias efectivas para el manejo del estrés. Esta sección destaca la relación entre el estrés, la alimentación y la salud tiroidea, y muestra cómo ajustes dietéticos específicos pueden mejorar su bienestar de manera sostenible. Descubra cómo reducir el estrés y apoyar su tiroides a través de un plan de comidas equilibrado, comidas regulares y una alimentación consciente. Siga leyendo y descubra consejos prácticos para un día a día más relajado.

Un plan de alimentación equilibrado y rico en nutrientes, con comidas regulares, que sea rico en triptófano, ácidos grasos omega-3, vitaminas del grupo B y magnesio, combinado con atención plena al comer y técnicas de relajación, puede reducir el estrés, estabilizar el equilibrio hormonal y, de este modo, influir positivamente en la salud de la tiroides.

Alimentos que promueven la relajación

La relajación a través de la alimentación puede aliviar los síntomas de estrés y contribuir a la salud de la tiroides. Una dieta equilibrada con alimentos ricos en nutrientes tiene un efecto positivo sobre el nivel de estrés [s101]. Son especialmente relevantes los alimentos con alto contenido de triptófano. El triptófano es un aminoácido que el cuerpo necesita para producir serotonina y melatonina. Estas hormonas regulan el ritmo sueño-vigilia y promueven un descanso reparador [s101]. Los trastornos del sueño pueden agravar el estrés, por lo que una adecuada higiene del sueño es importante. A su vez, el estrés puede fomentar hábitos alimenticios poco saludables, lo que a su vez aumenta el nivel de estrés. Este círculo vicioso se puede romper prestando atención consciente a la alimentación. Una dieta rica en frutas, verduras, nueces y pescado no solo tiene un efecto positivo en la salud física, sino también en la salud mental [s102]. En particular, los omegafettsaeuren, que se encuentran principalmente en pescados grasos, pueden aliviar los síntomas depresivos [s102]. Además, la ingesta adecuada de vitaminas del grupo B, incluido el folato, puede contrarrestar la depresión [s102]. Además de una alimentación saludable, técnicas de relajación, como masticar regularmente, pueden reducir el estrés [s103]. En condiciones de estrés, masticar puede influir en la actividad del sistema nervioso autónomo y del eje hipotálamo-hipófisis-adrenal (eje HPA), atenuando así las reacciones de estrés [s103]. Una dieta baja en ácidos grasos saturados y rica en ácidos grasos omega-3 puede reducir el riesgo de enfermedades mentales relacionadas con el estrés, como la depresión [s102]. Un plan de alimentación equilibrado, combinado con ejercicios de relajación y un sueño adecuado, es un componente importante en el manejo del estrés. El magnesio también puede tener efectos positivos sobre los síntomas de estrés en enfermedades de la tiroides [s104]. Los programas de manejo del estrés que incluyen técnicas de relajación y cambios en la alimentación

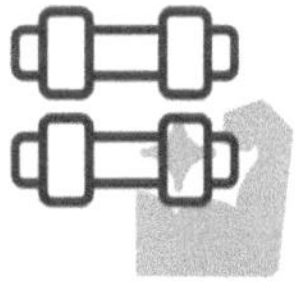

pueden llevar a una reducción significativa del estrés, la ansiedad y la depresión, mejorando así la calidad de vida en general [s104].

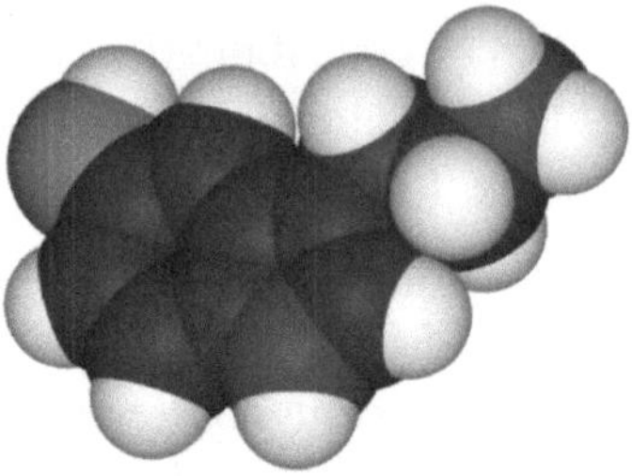

Serotonina [i70]

Bueno saber

Eje hipotálamo-hipófisis-adrenal

Un sistema complejo que regula la respuesta al estrés del cuerpo. El estrés crónico puede sobrecargar el eje HPA y llevar a una producción aumentada de hormonas del estrés. Una alimentación saludable y técnicas de manejo del estrés pueden ayudar a regular el eje HPA y minimizar los efectos negativos del estrés.

Sistema nervioso autónomo

Regula funciones corporales involuntarias como la respiración, el ritmo cardíaco y la digestión. El estrés puede desestabilizar el sistema nervioso autónomo, lo que puede llevar a diversos síntomas físicos y mentales. Una dieta equilibrada y técnicas de relajación pueden ayudar a regular el sistema nervioso autónomo y reducir el estrés.

Triptófano

Un aminoácido esencial que debe ser obtenido a través de la dieta y que sirve como precursor para la formación de serotonina y melatonina. La falta de triptófano puede llevar a trastornos del sueño, cambios de humor y una mayor percepción del estrés, lo que puede afectar negativamente la función tiroidea.

Alimentos calmantes para la tiroides

Alimentos ricos en magnesio

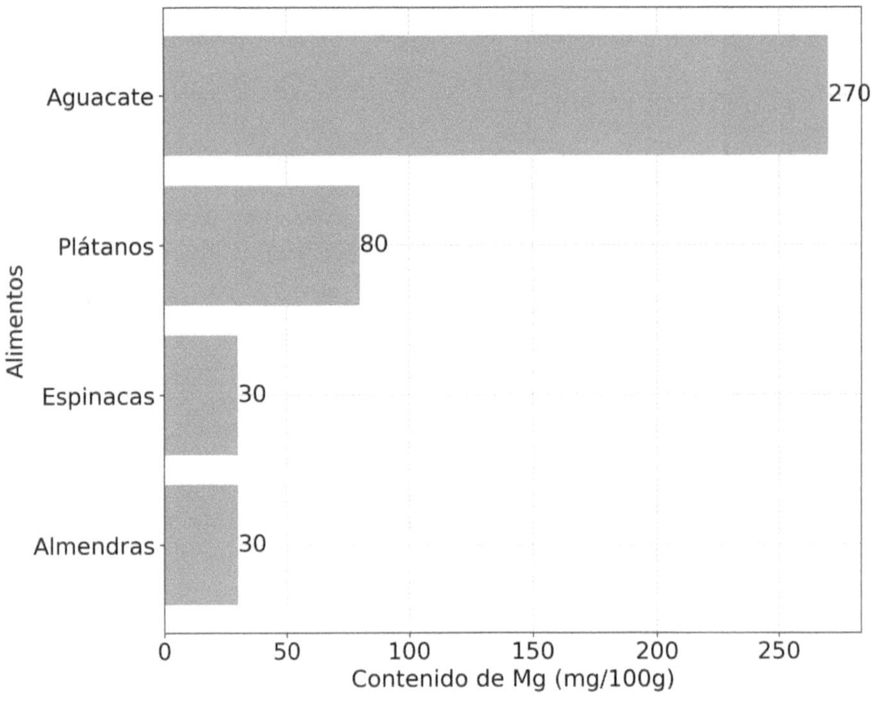

AGU: Aguacate

ALM: Almendras

ESP: Espinacas

PLA: Plátanos

Las almendras y las espinacas tienen altos niveles de magnesio, que son importantes para la función tiroidea. Los plátanos ofrecen menos magnesio, pero son ricos en potasio, que también contribuye a la regulación hormonal. Los aguacates proporcionan grasas y fibra saludables, apoyan la absorción de nutrientes y promueven la saciedad, lo que indirectamente puede reducir el estrés.

Comidas regulares

Las comidas regulares ayudan a mantener el blutzuckerspiegel constante. Las fluctuaciones en el nivel de azúcar en sangre pueden intensificar los síntomas de estrés, como irritabilidad y dificultades de concentración. [s105] Un nivel de azúcar en sangre estable, a su vez, apoya a las glándulas suprarrenales, que desempeñan un papel importante en la respuesta al estrés al liberar hormonas como el cortisol. Al comer regularmente, se apoya indirectamente el hormonbalance y, por ende, el manejo del estrés. [s105] El estrés crónico también puede llevar a antojos y a un aumento en la ingesta de alimentos ricos en calorías. [s105] Horarios de comidas regulares pueden contrarrestar esta tendencia al crear una estructura en la vida diaria y contribuir a un comportamiento alimentario más consciente. Tres comidas principales y, si es necesario, dos refrigerios distribuidos a lo largo del día pueden ayudar a regular el nivel de cortisol y reducir la alimentación emocional. Así, en lugar de recurrir al chocolate o a las papas fritas cuando surge el estrés, se puede optar por una manzana o un puñado de nueces.

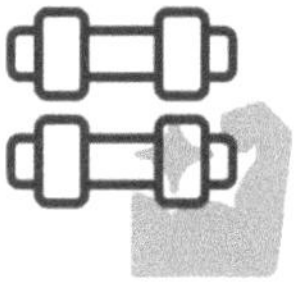

Un ritmo de alimentación estructurado es, por lo tanto, un factor importante dentro de un programa integral de manejo del estrés. [s106] No solo ayuda a minimizar los efectos físicos del estrés, sino que también promueve una relación saludable con la comida y apoya la salud mental.

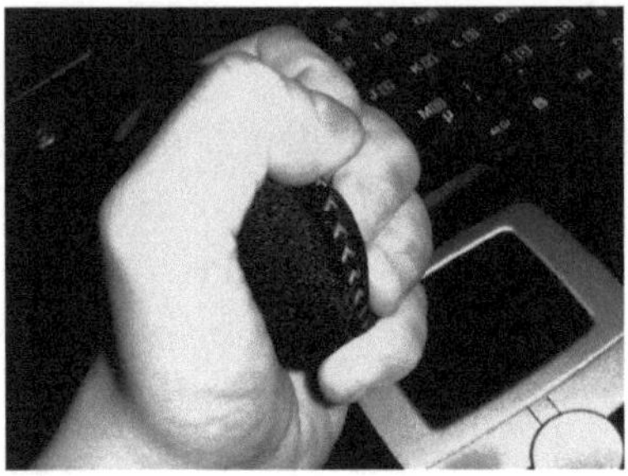

Estrés [i71]

Comer con atención

Comer con atención dirige la atención al momento presente de la ingesta de alimentos, reduce las distracciones y promueve un comportamiento alimentario más consciente. [s107] En lugar de ver televisión o desplazarse por el móvil, uno se concentra completamente en el sabor, la textura y el olor de la comida. Esta percepción consciente puede ayudar a interpretar mejor las señales del cuerpo, como la saciedad, y así evitar antojos intensos y el comer en exceso. Un enfoque consciente de la alimentación puede reducir el estrés y, por ende, tener efectos positivos en la salud de la tiroides. [s107] Quienes padecen trastornos digestivos pueden beneficiarse de consumir comidas más pequeñas pero más frecuentes. [s107] Esto puede facilitar la digestión y aliviar síntomas como la sensación de plenitud o una rápida saciedad. También las técnicas de manejo del estrés, como la meditación o ejercicios de atención plena, pueden mejorar el control sobre la actividad gastrointestinal. [s107] Así, uno puede detenerse un momento antes de comer, respirar profundamente y concentrarse en la comida que se avecina. Esta breve práctica puede ayudar a preparar el cuerpo para la digestión y disfrutar de la comida de manera más relajada.

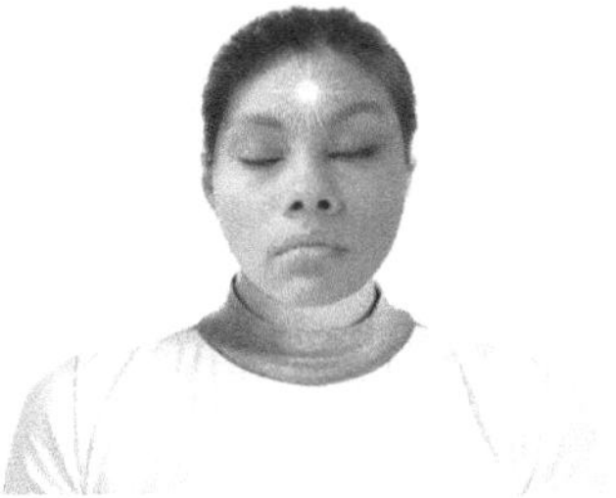

Meditación [i72]

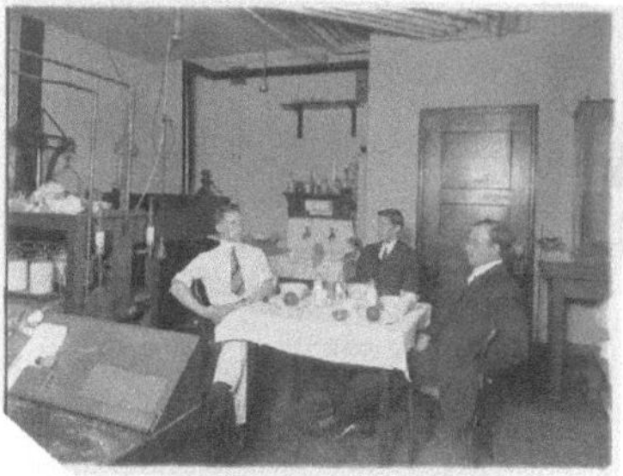

Digestión [i73]

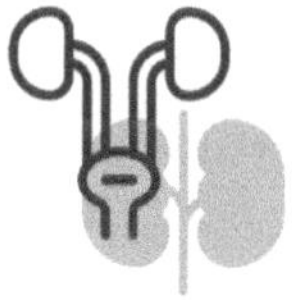

Bueno saber

Antojos intensos

Los antojos intensos pueden ser provocados por el estrés y niveles de azúcar en sangre desequilibrados, lo que puede afectar la función tiroidea. Comer con atención y mantener una dieta equilibrada pueden ayudar a evitar los antojos intensos y así aliviar la carga sobre la tiroides.

Comer con atención

Comer con atención puede ayudar a reducir el estrés al comer y a percibir mejor la sensación de hambre. Esto puede tener efectos positivos en el equilibrio hormonal y la tiroides, ya que las hormonas del estrés pueden influir en el metabolismo. Al comer con atención, uno puede responder mejor a las necesidades del cuerpo y así apoyar la función tiroidea.

Ejercicios de atención plena

Los ejercicios de atención plena ayudan a dirigir la atención al momento presente y así reducir el estrés. Un nivel de estrés reducido puede tener un efecto positivo en la función tiroidea, ya que las hormonas del estrés pueden influir en el equilibrio hormonal.

Trastornos digestivos

Los trastornos digestivos pueden empeorar debido al estrés y afectar negativamente la absorción de nutrientes, que son importantes para la función tiroidea. Las técnicas de manejo del estrés pueden ayudar a aliviar los trastornos digestivos y, por ende, apoyar la salud de la tiroides.

Componentes de la Alimentación Consciente

Desglose de las prácticas de alimentación consciente para el manejo del estrés y la salud de la tiroides.

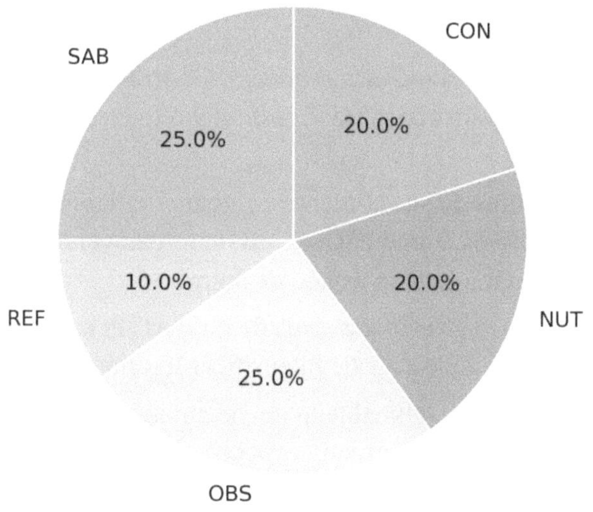

CON: Concentrarse (Enfocar y Minimizar Distracciones)

NUT: Nutrir (Elecciones de Alimentos de Apoyo)

OBS: Observar (Hambre y Saciedad)

REF: Reflexionar (Conciencia Post-Comida)

SAB: Saborear (Experiencia Sensorial)

Este gráfico destaca la interconexión de las prácticas de alimentación consciente. Mientras que 'Observar' forma la base, enfatizando la conciencia sin prejuicios de las señales de hambre y saciedad, 'Saborear' anima a apreciar la experiencia sensorial de la comida. 'Concentrarse' promueve la atención enfocada durante las comidas, minimizando las distracciones. 'Nutrir' se centra en elegir alimentos que apoyen el bienestar físico y mental, especialmente relevante para la salud de la tiroides. 'Reflexionar' fomenta la reflexión posterior a la comida sobre la saciedad y el estado emocional, fomentando una comprensión más profunda de la conexión mente-cuerpo en la alimentación.

Consejos concretos

- Vincule el disfrute de ciertos alimentos con la relajación: Disfrute de una taza de cacao sin azúcar con canela después de un día estresante.
- Cree su ritual personal de relajación en torno a la comida: Baje la luz, encienda una vela y escuche música tranquila mientras disfruta de su comida.
- Coma conscientemente más despacio: Concéntrese en cada bocado y mastique bien para apoyar la digestión y reducir las hormonas del estrés.
- Varíe los colores de sus alimentos: Integre diariamente alimentos de diferentes colores, como bayas rojas, verduras verdes y zanahorias naranjas, para mejorar su estado de ánimo.
- Beba suficiente agua sin gas o tés de hierbas sin azúcar a lo largo del día: La deshidratación puede intensificar los síntomas de estrés.
- Prepárese un snack saludable la noche anterior para el día siguiente: Así evitará recurrir a alternativas poco saludables en momentos de estrés.
- Incorpore pequeños momentos de disfrute en su vida diaria: Regálese un puñado de nueces o una pieza de fruta y concéntrese completamente en el sabor.
- Cree un ambiente de comida libre de estrés: Evite distracciones como la televisión o el teléfono inteligente y concéntrese en su comida y en sus compañeros de mesa.
- Experimente con nuevas especias y sabores: Descubra especias relajantes como la cúrcuma, el jengibre o la vainilla e intégralas en sus platos.

Revisión - 5. Adaptación nutricional en la vida diaria

Un cambio en la alimentación diaria puede contribuir de manera decisiva al bienestar, especialmente en enfermedades de la tiroides como Hashimoto o Graves. No se trata de dietas radicales, sino de una adaptación consciente y práctica de sus hábitos alimenticios. El primer paso consiste en tomar conciencia de sus propios hábitos alimenticios y reconocer dónde existe potencial de optimización. ¿Come a menudo en restaurantes de comida rápida o recurre a snacks poco saludables en situaciones de estrés? Reflexione sobre su comportamiento alimentario e identifique sus desafíos personales. Este análisis constituye la base para una estrategia nutricional individual.

En la vida cotidiana, hay numerosas situaciones que requieren una planificación alimentaria específica. Ya sea en un restaurante, en la cantina o durante los viajes, con un poco de preparación puede apoyar óptimamente su tiroides incluso fuera de casa. En el restaurante, vale la pena elegir conscientemente lugares que ofrezcan ingredientes frescos y diversas formas de preparación, y mantener un control sobre el tamaño de las porciones. En la cantina, por ejemplo, puede optar por productos integrales, verduras y fuentes de proteínas bajas en grasa. Para los viajes, lleve consigo un refrigerio saludable con nueces, frutas, verduras y productos integrales para resistir los snacks poco saludables en las áreas de descanso. También se deben considerar las fluctuaciones estacionales de la función tiroidea. En invierno, una alimentación adaptada con comidas reconfortantes y una ingesta adecuada de nutrientes puede ayudar a apoyar al cuerpo. En verano, en cambio, se recomienda una dieta ligera con abundante fruta y verdura fresca.

Sin embargo, implementar un cambio en la alimentación también puede presentar desafíos. La falta de tiempo, los hábitos alimenticios poco saludables o las influencias sociales pueden afectar la motivación. Aquí es importante establecer metas realistas y reconocer pequeños logros. Integre el cambio en la alimentación de manera gradual en su vida diaria y busque apoyo en su familia o círculo de amigos. Comer de manera consciente puede ayudarle a desarrollar una relación más saludable con la comida y reducir el estrés al comer. Tómese su tiempo para las comidas, mastique despacio y concéntrese en el sabor y la textura de los alimentos. Así aprenderá a percibir mejor las señales de su cuerpo y evitar los antojos.

Un cambio en la alimentación diaria es un proceso que requiere tiempo y paciencia. No sea demasiado estricto consigo mismo si alguna vez tiene un "desliz". Lo importante es que, a largo plazo, mejore sus hábitos alimenticios y apoye su tiroides a través de una dieta equilibrada. Con una actitud positiva y la estrategia adecuada, puede ajustar su alimentación con éxito y, de este modo, aumentar su bienestar de manera sostenible.

Ofertas adicionales gratuitas planificadas

Nos complace poder ofrecerle en el futuro materiales complementarios gratuitos para este libro:

- Un capítulo bonus exclusivo con contenido adicional
- Un resumen compacto de todo el libro en formato PDF
- Una versión de radioteatro (En Planificación)

Se prevé que estos materiales se publiquen en 2025.
Le invitamos a visitar nuestro sitio web hoy mismo. Cuando se lance nuestro servicio de boletín (previsto para 2025), podrá registrarse para recibir actualizaciones y no perderse ninguna novedad sobre las ofertas adicionales gratuitas.

www.SaageBooks.com/es/
nutricion_para_problemas_de_tiroides-bonus-P6551M

Estimados lectores,

Nos sentimos profundamente honrados de que hayan dedicado tiempo a leer nuestro libro de principio a fin. Nuestro mayor deseo es proporcionarles ideas valiosas y orientación práctica. Su confianza en nuestro trabajo significa mucho para nosotros. Esperamos que la lectura haya sido enriquecedora para ustedes. Si tienen alguna pregunta o sugerencia, no duden en contactarnos a través de nuestro sitio web.

Si han disfrutado de este libro, agradeceríamos enormemente una reseña honesta. Pueden dejar fácilmente su valoración honesta en la plataforma de venta donde compraron el libro.
¡Gracias por su apoyo!

Bendis Saage

Saage Media GmbH - Equipo

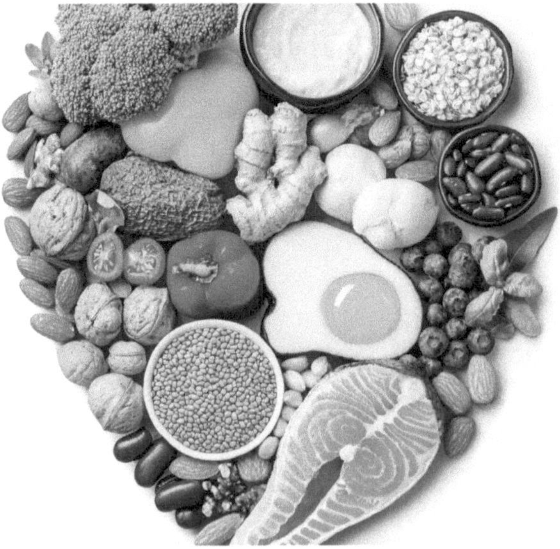

www.SaageBooks.com/es

¡Descubre más! Nuestro sitio web editorial te ofrece una variada selección de libros adicionales. Además de contenido gratuito y materiales exclusivos de bonificación, encontrarás información detallada sobre nuestras obras. Explora nuestra extensa oferta digital y déjate inspirar por experiencias adicionales de lectura.

www.SaageBooks.com/es

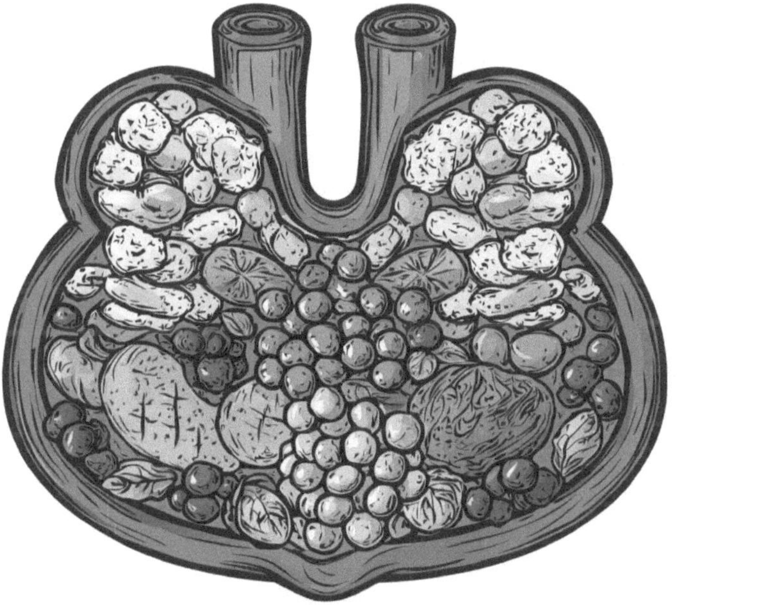

Fuentes

Nuestro sincero agradecimiento a todos los autores de las fuentes científicas y no científicas citadas, a los operadores de los sitios web referenciados y a los creadores de las imágenes, gráficos y estudios utilizados, cuyo valioso trabajo ha contribuido a la creación de este libro.

Para más información, le recomendamos visitar los sitios web de las fuentes.

Si descubre errores de asignación u otras inconsistencias, por favor contáctenos.

Todas las fuentes fueron consultadas por última vez el: 2025-02-15

[s1] - https://pmc.ncbi.nlm.nih.gov/articles/PMC9101513/

Autor:	Yana Danailova, Tsvetelina Velikova, Georgi Nikolaev, Zorka Mitova, Alexander Shinkov, Hristo Gagov, Rossitza Konakchieva	**Título:**	Nutritional Management of Thyroiditis of Hashimoto
por:	Sofia University "St. Kliment Ohridski", University Hospital Lozenetzz, Bulgarian Academy of Sciences, Medical University of Sofia	**DOI:**	10.3390/ijms23095144
Fecha:	2022 May 5	**Sitio web:**	PubMed Central (PMC)

[s2] - https://pmc.ncbi.nlm.nih.gov/articles/PMC11314468/

Autor:	Anna-Mariia Shulhai, Roberta Rotondo, Maddalena Petraroli, Viviana Patianna, Barbara Predieri, Lorenzo Iughetti, Susanna Esposito, Maria Elisabeth Street	**Título:**	The Role of Nutrition on Thyroid Function
por:	University of Parma, University Hospital of Parma, University of Modena and Reggio Emilia	**DOI:**	10.3390/nu16152496
Fecha:	2024 Jul 31	**Sitio web:**	PubMed Central (PMC)

[s3] - https://pmc.ncbi.nlm.nih.gov/articles/PMC9182711/

Autor:	Nicole E Marshall, Barbara Abrams, Linda A Barbour, Patrick Catalano, Parul Christian, Jacob E Friedman, William K Hay, Maria Hernandez, Nancy F Krebs, Emily Oken, Jennifer L Purnell, Donna J Roberts, Sabah Soltani, Graham Wallace, Holly D Thornburg	**Título:**	The importance of nutrition in pregnancy and lactation: lifelong consequences
por:	National Center for Biotechnology Information	**Sitio web:**	PMC (PubMed Central)

[s4] - https://pmc.ncbi.nlm.nih.gov/articles/PMC10818638/

Autor:	Alejandra Carretero-Krug, Ana Montero-Bravo, Carmen Morais-Moreno, Ana M Puga, Mª de Lourdes Samaniego-Vaesken, Teresa Partearroyo, Gregorio Varela-Moreiras	**Título:**	Nutritional Status of Breastfeeding Mothers and Impact of Diet and Dietary Supplementation: A Narrative Review
por:	Universidad San Pablo-CEU, CEU Universities	**DOI:**	10.3390/nu16020301
Fecha:	2024 Jan 19	**Sitio web:**	PubMed Central (PMC)
Editorial:	MDPI		

[s5] - https://pmc.ncbi.nlm.nih.gov/articles/PMC8634384/

Autor:	Kinga Skoracka, Alicja Ewa Ratajczak, Anna Maria Rychter, Agnieszka Dobrowolska, Iwona Krela-Kaźmierczak	**Título:**	Female Fertility and the Nutritional Approach: The Most Essential Aspects
por:	Poznan University of Medical Sciences, the Heliodor Swiecicki Hospital	**DOI:**	10.1093/advances/nmab068
Fecha:	2021 Jun 17	**Sitio web:**	PubMed Central (PMC)
Editorial:	Oxford University Press		

[s6] - https://pmc.ncbi.nlm.nih.gov/articles/PMC11013220/

Autor:	Celine Kapper, Peter Oppelt, Clara Ganhör, Ayberk Alp Gyunesh, Barbara Arbeithuber, Patrick Stelzl, Marlene Rezk-Füreder	**Título:**	Minerals and the Menstrual Cycle: Impacts on Ovulation and Endometrial Health
DOI:	10.3390/nu16071008	**Fecha:**	2024 Mar 29
Sitio web:	PubMed Central (PMC)	**Editorial:**	Nutrients

[s7] - https://pmc.ncbi.nlm.nih.gov/articles/PMC7282437/

Autor:	Amir Babiker, Afnan Alawi, Mohsen Al Atawi, Ibrahim Al Alwan	**Título:**	The role of micronutrients in thyroid dysfunction
por:	College of Medicine, King Saud bin Abdulaziz University for Health Sciences, Riyadh, Saudi Arabia; Department of Pediatrics, Ministry of the National Guard Health Affairs, Riyadh, Saudi Arabia; King Abdullah International Medical Research Centre, Riyadh, Saudi Arabia; King Fahad Specialist Hospital, Dammam, Saudi Arabia	**DOI:**	10.24911/SJP.106-1587138942
Fecha:	2020	**Sitio web:**	PMC (PubMed Central)
Editorial:	Sudanese Journal of Paediatrics		

[s8] - https://pmc.ncbi.nlm.nih.gov/articles/PMC11314468/

Autor:	Anna-Mariia Shulhai, Roberta Rotondo, Maddalena Petraroli, Viviana Patianna, Barbara Predieri, Lorenzo Iughetti, Susanna Esposito, Maria Elisabeth Street	**Título:**	The Role of Nutrition on Thyroid Function
por:	University of Parma; University Hospital of Parma; University of Modena and Reggio Emilia	**DOI:**	10.3390/nu16152496
Fecha:	2024 Jul 31	**Sitio web:**	PubMed Central (PMC)
Editorial:	Nutrients		

[s9] - https://pmc.ncbi.nlm.nih.gov/articles/PMC9101513/

Autor:	Yana Danailova, Tsvetelina Velikova, Georgi Nikolaev, Zorka Mitova, Alexander Shinkov, Hristo Gagov, Rossitza Konakchieva	**Título:**	Nutritional Management of Thyroiditis of Hashimoto
DOI:	10.3390/ijms23095144	**Fecha:**	2022 May 5
Sitio web:	PubMed Central (PMC)	**Editorial:**	International Journal of Molecular Sciences

[s10] - https://pmc.ncbi.nlm.nih.gov/articles/PMC5315033/

Autor:	Emily L Guo, Rajani Katta	**Título:**	Diet and hair loss: effects of nutrient deficiency and supplement use
por:	PubMed Central (PMC)	**DOI:**	10.5826/dpc.0701a01
Fecha:	2017 Jan 31	**Sitio web:**	pmc.ncbi.nlm.nih.gov
Editorial:	Dermatology Practical & Conceptual		

[s11] - https://pmc.ncbi.nlm.nih.gov/articles/PMC9710417/

Autor:	Aysha Karim Kiani, Kristjana Dhuli, Kevin Donato, Barbara Aquilanti, Valeria Velluti, Giuseppina Matera, Amerigo Iaconelli, Stephen Thaddeus Connelly, Francesco Bellinato, Paolo Gisondi, Matteo Bertelli	**Título:**	Main nutritional deficiencies
DOI:	10.15167/2421-4248/jpmh2022.63.2S3.2752	**Fecha:**	2022 Oct 17
Sitio web:	PubMed Central (PMC)	**Editorial:**	Journal of Preventive Medicine and Hygiene

[s12] - https://pmc.ncbi.nlm.nih.gov/articles/PMC7730771/

Autor:	Patricia Miranda Farias, Gabriela Marcelino, Lidiani Figueiredo Santana, Eliane Borges de Almeida, Rita de Cássia Avellaneda Guimarães, Arnildo Pott, Priscila Aiko Hiane, Karine de Cássia Freitas	**Título:**	Minerals in Pregnancy and Their Impact on Child Growth and Development
por:	Federal University of Mato Grosso do Sul; State Secretariat of Health of Mato Grosso do Sul	**DOI:**	10.3390/molecules25235630
Fecha:	2020 Nov 30	**Sitio web:**	PMC (PubMed Central)
Editorial:	MDPI		

[s13] - https://www.ncbi.nlm.nih.gov/books/NBK554545/

Autor:	Alyssa L. Morris, Shamim S. Mohiuddin	**Título:**	Biochemistry, Nutrients
por:	StatPearls Publishing	**Fecha:**	2023/05/01
Sitio web:	NCBI Bookshelf	**Editorial:**	StatPearls Publishing

[s14] - https://pmc.ncbi.nlm.nih.gov/articles/PMC7353202/

Autor:	Pallavi Dubey, Vikram Thakur, Munmun Chattopadhyay	**Título:**	Role of Minerals and Trace Elements in Diabetes and Insulin Resistance
por:	Texas Tech University Health Sciences Center El Paso	**DOI:**	10.3390/nu12061864
Fecha:	2020 Jun 23	**Sitio web:**	PubMed Central (PMC)
Editorial:	Nutrients		

[s15] - https://pmc.ncbi.nlm.nih.gov/articles/PMC11314468/

Autor:	Anna-Mariia Shulhai, Roberta Rotondo, Maddalena Petraroli, Viviana Patianna, Barbara Predieri, Lorenzo Iughetti, Susanna Esposito, Maria Elisabeth Street	**Título:**	The Role of Nutrition on Thyroid Function
por:	University of Parma; University Hospital of Parma; University of Modena and Reggio Emilia	**DOI:**	10.3390/nu16152496
Fecha:	2024 Jul 31	**Sitio web:**	PubMed Central (PMC)
Editorial:	Nutrients		

[s16] - https://pmc.ncbi.nlm.nih.gov/articles/PMC5315033/

Autor:	Emily L Guo, Rajani Katta	**Título:**	Diet and hair loss: effects of nutrient deficiency and supplement use
por:	Baylor College of Medicine, Houston, TX, USA; Department of Dermatology, Houston Methodist Hospital, Houston, TX, USA	**DOI:**	10.5826/dpc.0701a01
Fecha:	2017 Jan 31	**Sitio web:**	PubMed Central (PMC)
Editorial:	Dermatology Practical & Conceptual		

[s17] - https://pmc.ncbi.nlm.nih.gov/articles/PMC9710417/

Autor:	AYSHA KARIM KIANI, KRISTJANA DHULI, KEVIN DONATO, BARBARA AQUILANTI, VALERIA VELLUTI, GIUSEPPINA MATERA, AMERIGO IACONELLI, STEPHEN THADDEUS CONNELLY, FRANCESCO BELLINATO, PAOLO GISONDI, MATTEO BERTELLI	**Título:**	Main nutritional deficiencies
DOI:	10.15167/2421-4248/jpmh2022.63.2S3.2752	**Fecha:**	2022 Oct 17
Sitio web:	PubMed Central (PMC)	**Editorial:**	Journal of Preventive Medicine and Hygiene

[s18] - https://pmc.ncbi.nlm.nih.gov/articles/PMC6380979/

Autor:	Hind M Almohanna, Azhar A Ahmed, John P Tsatalis, Antonella Tosti	**Título:**	The Role of Vitamins and Minerals in Hair Loss: A Review
DOI:	10.1007/s13555-018-0278-6	**Fecha:**	2018 Dec 13
Sitio web:	PubMed Central (PMC)	**Editorial:**	Dermatology and Therapy

[s19] - https://pmc.ncbi.nlm.nih.gov/articles/PMC8228835/

Autor:	Vicente Javier Clemente-Suárez, Domingo Jesús Ramos-Campo, Juan Mielgo-Ayuso, Athanasios A Dalamitros, Pantelis A Nikolaidis, Alberto Hormeño-Holgado, Jose Francisco Tornero-Aguilera	**Título:**	Nutrition in the Actual COVID-19 Pandemic. A Narrative Review
DOI:	10.3390/nu13061924	**Fecha:**	2021 Jun 3
Sitio web:	PubMed Central (PMC)	**Editorial:**	Nutrients

[s20] - https://pmc.ncbi.nlm.nih.gov/articles/PMC11564030/

Autor:	Israt Jahan, Md Aminul Islam, Mohammad Harun-Ur-Rashid, Gazi Nurun Nahar Sultana	**Título:**	Cancer prevention at the microscopic level with the potent power of micronutrients
por:	University of Dhaka; International University of Business Agriculture and Technology (IUBAT)	**DOI:**	10.1016/j.heliyon.2024.e39680
Fecha:	2024 Oct 23	**Sitio web:**	PMC (PubMed Central)
Editorial:	Heliyon		

[s21] - https://pmc.ncbi.nlm.nih.gov/articles/PMC11085010/

Autor:	Magdalena Tyczyńska, Gabriela Hunek, Martyna Szczasny, Adam Brachet, Jacek Januszewski, Alicja Forma, Piero Portincasa, Jolanta Flieger, Jacek Baj	**Título:**	Supplementation of Micro- and Macronutrients—A Role of Nutritional Status in Non-Alcoholic Fatty Liver Disease
por:	Medical University of Lublin; University of Bari Medical School	**DOI:**	10.3390/ijms25094916
Fecha:	2024 Apr 30	**Sitio web:**	PubMed Central (PMC)
Editorial:	International Journal of Molecular Sciences		

[s22] - https://www.ncbi.nlm.nih.gov/books/NBK597352/

Autor:	Santiago Espinosa-Salas, Mauricio Gonzalez-Arias	**Título:**	Nutrition: Micronutrient Intake, Imbalances, and Interventions
por:	StatPearls Publishing	**Fecha:**	2023/09/21
Sitio web:	NCBI Bookshelf	**Editorial:**	National Center for Biotechnology Information

[s23] - https://pmc.ncbi.nlm.nih.gov/articles/PMC2266752/

Autor:	Roy Moncayo, Alexander Kroiss, Manfred Oberwinkler, Fatih Karakolcu, Matthias Starzinger, Klaus Kapelari, Heribert Talasz, Helga Moncayo	**Título:**	The role of selenium, vitamin C, and zinc in benign thyroid diseases and of selenium in malignant thyroid diseases: Low selenium levels are found in subacute and silent thyroiditis and in papillary and follicular carcinoma
por:	Clinical Department of Nuclear Medicine, Medical University of Innsbruck, Austria	**DOI:**	10.1186/1472-6823-8-2
Fecha:	2008 Jan 25	**Sitio web:**	PubMed Central (PMC)
Editorial:	BMC Endocrine Disorders		

[s24] - https://pmc.ncbi.nlm.nih.gov/articles/PMC9967593/

Autor:	Josef Köhrle	**Título:**	Selenium, Iodine and Iron–Essential Trace Elements for Thyroid Hormone Synthesis and Metabolism
por:	Charité–Universitätsmedizin Berlin, Corporate Member of Freie Universitä t Berlin, Humboldt-Universität zu Berlin, Berlin Institute of Health, Institut für Experimentelle Endokrinologie, Max Rubner Center (MRC) for Cardiovascular Metabolic Renal Research, D-10115 Berlin, Germany	**DOI:**	10.3390/ijms24043393
Fecha:	2023 Feb 8	**Sitio web:**	PubMed Central (PMC)
Editorial:	International Journal of Molecular Sciences		

[s25] - https://pmc.ncbi.nlm.nih.gov/articles/PMC11314468/

Autor:	Anna-Mariia Shulhai, Roberta Rotondo, Maddalena Petraroli, Viviana Patianna, Barbara Predieri, Lorenzo Iughetti, Susanna Esposito, Maria Elisabeth Street	**Título:**	The Role of Nutrition on Thyroid Function
por:	University of Parma, University Hospital of Parma, University of Modena and Reggio Emilia	**DOI:**	10.3390/nu16152496
Fecha:	2024 Jul 31	**Sitio web:**	PubMed Central (PMC)

[s26] - https://pmc.ncbi.nlm.nih.gov/articles/PMC9101513/

Autor:	Yana Danailova, Tsvetelina Velikova, Georgi Nikolaev, Zorka Mitova, Alexander Shinkov, Hristo Gagov, Rossitza Konakchieva	**Título:**	Nutritional Management of Thyroiditis of Hashimoto
por:	Sofia University "St. Kliment Ohridski", University Hospital Lozenetz, Bulgarian Academy of Sciences, Medical University of Sofia	**DOI:**	10.3390/ijms23095144
Fecha:	2022 May 5	**Sitio web:**	PubMed Central (PMC)
Editorial:	International Journal of Molecular Sciences		

[s27] - https://pmc.ncbi.nlm.nih.gov/articles/PMC5852749/

Autor:	Ana San Gabriel, Kumiko Ninomiya, Hisayuki Uneyama	**Título:**	The Role of the Japanese Traditional Diet in Healthy and Sustainable Dietary Patterns around the World
por:	Ajinomoto Co., Inc.	**DOI:**	10.3390/nu10020173
Fecha:	2018 Feb 3	**Sitio web:**	PubMed Central (PMC)
Editorial:	Nutrients		

[s28] - https://pmc.ncbi.nlm.nih.gov/articles/PMC9571437/

Autor:	Giuseppe Bellastella, Lorenzo Scappaticcio, Francesco Caiazzo, Maria Tomasuolo, Raffaela Carotenuto, Mariangela Caputo, Stefania Arena, Paola Caruso, Maria Ida Maiorino, Katherine Esposito	**Título:**	Mediterranean Diet and Thyroid: An Interesting Alliance
por:	University of Campania "Luigi Vanvitelli"	**DOI:**	10.3390/nu14194130
Fecha:	2022 Oct 4	**Sitio web:**	PubMed Central (PMC)
Editorial:	Nutrients		

[s29] - https://pmc.ncbi.nlm.nih.gov/articles/PMC6146358/

Autor:	Joel Fuhrman	**Título:**	The Hidden Dangers of Fast and Processed Food
por:	Northern Arizona University, Flagstaff, Arizona and Nutritional Research Foundation, Flemington, New Jersey	**DOI:**	10.1177/1559827618766483
Fecha:	2018 Apr 3	**Sitio web:**	PubMed Central (PMC)
Editorial:	American Journal of Lifestyle Medicine		

[s30] - https://www.niddk.nih.gov/health-information/endocrine-diseases/hyperthyroidism

Título:	Hyperthyroidism (Overactive Thyroid)	**por:**	NIDDK - National Institute of Diabetes and Digestive and Kidney Diseases
Fecha:	2025-01-15	**Sitio web:**	NIDDK
Editorial:	NIDDK		

[s31] - https://pmc.ncbi.nlm.nih.gov/articles/PMC9101513/

Autor:	Yana Danailova, Tsvetelina Velikova, Georgi Nikolaev, Zorka Mitova, Alexander Shinkov, Hristo Gagov, Rossitza Konakchieva	**Título:**	Nutritional Management of Thyroiditis of Hashimoto
por:	National Library of Medicine (NLM)	**DOI:**	10.3390/ijms23095144
Fecha:	2022 May 5	**Sitio web:**	PubMed Central (PMC)
Editorial:	MDPI		

[s32] - https://pmc.ncbi.nlm.nih.gov/articles/PMC9036397/

Autor:	Jasper Most, Leanne Maree Redman	**Título:**	Impact of calorie restriction on energy metabolism in humans
por:	Pennington Biomedical Research Center; Nutrition and Movement Sciences, Maastricht University Medical Center+	**DOI:**	10.1016/j.exger.2020.110875
Fecha:	2020 Feb 11	**Sitio web:**	PubMed Central (PMC)
Editorial:	Experimental gerontology		

[s33] - https://pmc.ncbi.nlm.nih.gov/articles/PMC5772075/

Autor:	Raúl Domínguez, Antonio Jesús-Sá nchez-Oliver, Eduardo Cuenca, Pablo Jodra, Sandro Fernandes da Silva, Fernando Mata-Ordóñez	**Título:**	Nutritional needs in the professional practice of swimming: a review
DOI:	10.20463/jenb.2017.0030	**Fecha:**	2017 Dec 31
Sitio web:	PMC (PubMed Central)	**Editorial:**	Journal of Exercise Nutrition & Biochemistry

[s34] - https://pmc.ncbi.nlm.nih.gov/articles/PMC4044302/

Autor:	Rashmi Mullur, Yan-Yun Liu, Gregory A Brent	**Título:**	Thyroid Hormone Regulation of Metabolism
por:	VA Greater Los Angeles Healthcare System, Departments of Medicine and Physiology, David Geffen School of Medicine at UCLA	**DOI:**	10.1152/physrev.00030.2013
Fecha:	2014 Apr	**Sitio web:**	PubMed Central (PMC)
Editorial:	Physiological Reviews		

[s35] - https://www.ncbi.nlm.nih.gov/books/NBK572145/

Autor:	Aisha Farhana, Anis Rehman	**Título:**	Metabolic Consequences of Weight Reduction
por:	StatPearls Publishing	**Fecha:**	2023/07/10
Sitio web:	NCBI Bookshelf	**Editorial:**	StatPearls Publishing

[s36] - https://pmc.ncbi.nlm.nih.gov/articles/PMC6680710/

Autor:	Juma Iraki, Peter Fitschen, Sergio Espinar, Eric Helms	**Título:**	Nutrition Recommendations for Bodybuilders in the Off-Season: A Narrative Review
por:	Iraki Nutrition AS, Fitbody and Physique LLC, Sport Performance Research Institute New Zealand (SPRINZ) at AUT Millennium, Auckland University of Technology	**DOI:**	10.3390/sports7070154
Fecha:	2019 Jun 26	**Sitio web:**	PubMed Central (PMC)

[s37] - https://pmc.ncbi.nlm.nih.gov/articles/PMC10672223/

Autor:	Sneha Mishra, Patress A Persons, Andrea M Lorenzo, Swarna S Chaliki, Sophie Bersoux	**Título:**	Time-Restricted Eating and Its Metabolic Benefits
por:	Division of Community Internal Medicine Mayo Clinic, Scottsdale, AZ 85259, USA	**DOI:**	10.3390/jcm12227007
Fecha:	2023 Nov 9	**Sitio web:**	PubMed Central (PMC)
Editorial:	Journal of Clinical Medicine		

[s38] - https://pmc.ncbi.nlm.nih.gov/articles/PMC10609071/

Autor:	Barbara Janota, Elżbieta Szczepańska, Kinga Noras, Ewa Janczewska	**Título:**	Lifestyle and Quality of Life of Women with Diagnosed Hypothyroidism in the Context of Metabolic Disorders
por:	Medical University of Silesia in Katowice, Warsaw University of Life Sciences	**DOI:**	10.3390/metabo13101033
Fecha:	2023 Sep 25	**Sitio web:**	PubMed Central (PMC)
Editorial:	MDPI		

[s39] - https://www.mdpi.com/2072-6643/16/15/2496

Autor:	Anna-Mariia Shulhai, Roberta Rotondo, Maddalena Petraroli, Viviana Patianna, Barbara Predieri, Lorenzo Iughetti, Susanna Esposito, Maria Elisabeth Street	**Título:**	The Role of Nutrition on Thyroid Function
por:	Multidisciplinary Digital Publishing Institute	**DOI:**	10.3390/nu16152496
Fecha:	2024-07-31	**Sitio web:**	MDPI
Editorial:	Multidisciplinary Digital Publishing Institute		

[s40] - https://pmc.ncbi.nlm.nih.gov/articles/PMC4044302/

Autor:	Rashmi Mullur, Yan-Yun Liu, Gregory A Brent	**Título:**	Thyroid Hormone Regulation of Metabolism
por:	Department of Medicine, VA Greater Los Angeles Healthcare System, Departments of Medicine and Physiology, David Geffen School of Medicine at UCLA, Los Angeles, California	**DOI:**	10.1152/physrev.00030.2013
Fecha:	2014 Apr	**Sitio web:**	PubMed Central (PMC)
Editorial:	Physiological Reviews		

[s41] - https://pmc.ncbi.nlm.nih.gov/articles/PMC11174431/

Autor:	Elisa Mazza, Ersilia Troiano, Yvelise Ferro, Fabrizia Lisso, Martina Tosi, Ettore Turco, Roberta Pujia, Tiziana Montalcini	**Título:**	Obesity, Dietary Patterns, and Hormonal Balance Modulation: Gender-Specific Impacts
por:	University Magna Græcia	**DOI:**	10.3390/nu16111629
Fecha:	2024 May 26	**Sitio web:**	PubMed Central (PMC)
Editorial:	Nutrients		

[s42] - https://dx.doi.org/10.1186/s12902-024-01708-z

Autor:	Sepideh Alijani, Maliheh Ghadir, Bahram Pourghassem Gargari	**Título:**	The association between dietary inflammatory index and dietary total antioxidant capacity and Hashimoto's thyroiditis: a case-control study
por:	BioMed Central	**DOI:**	10.1186/s12902-024-01708-z
Fecha:	2024-09-05	**Sitio web:**	BMC Endocrine Disorders
Editorial:	BioMed Central		

[s43] - https://pmc.ncbi.nlm.nih.gov/articles/PMC6592837/

Autor:	Robert D Abbott, Adam Sadowski, Angela G Alt	**Título:**	Efficacy of the Autoimmune Protocol Diet as Part of a Multi-disciplinary, Supported Lifestyle Intervention for Hashimoto's Thyroiditis
DOI:	10.7759/cureus.4556	**Fecha:**	2019 Apr 27
Sitio web:	PubMed Central (PMC)	**Editorial:**	Cureus

[s44] - https://pmc.ncbi.nlm.nih.gov/articles/PMC9101513/

Autor:	Yana Danailova, Tsvetelina Velikova, Georgi Nikolaev, Zorka Mitova, Alexander Shinkov, Hristo Gagov, Rossitza Konakchieva	**Título:**	Nutritional Management of Thyroiditis of Hashimoto
por:	Sofia University "St. Kliment Ohridski", University Hospital Lozenetz, Bulgarian Academy of Sciences, Medical University of Sofia	**DOI:**	10.3390/ijms23095144
Fecha:	2022 May 5	**Sitio web:**	PubMed Central (PMC)
Editorial:	International Journal of Molecular Sciences		

[s45] - https://pmc.ncbi.nlm.nih.gov/articles/PMC9101474/

Autor:	Małgorzata Szczuko, Anhelli Syrenicz, Katarzyna Szymkowiak, Aleksandra Przybylska, Urszula Szczuko, Jakub Pobłocki, Danuta Kulpa	**Título:**	Doubtful Justification of the Gluten-Free Diet in the Course of Hashimoto' s Disease
por:	Pomeranian Medical University, Poznan University of Medical Sciences, West Pomeranian University of Technology	**DOI:**	10.3390/nu14091727
Fecha:	2022 Apr 21	**Sitio web:**	PMC (PubMed Central)
Editorial:	Nutrients		

[s46] - https://pmc.ncbi.nlm.nih.gov/articles/PMC6926951/

Autor:	Natalia Wojtas, Lidia Wadolowska, Elżbieta Bandurska-Stankiewicz	**Título:**	Evaluation of Qualitative Dietary Protocol (Diet4Hashi) Application in Dietary Counseling in Hashimoto Thyroiditis: Study Protocol of a Randomized Controlled Trial
por:	University of Warmia and Mazury in Olsztyn	**DOI:**	10.3390/ijerph16234841
Fecha:	2019 Dec 2	**Sitio web:**	PMC
Editorial:	International Journal of Environmental Research and Public Health		

[s47] - https://www.ncbi.nlm.nih.gov/books/NBK459262/

Autor:	Dana L. Mincer, Ishwarlal Jialal	**Título:**	Hashimoto Thyroiditis
por:	StatPearls Publishing	**Fecha:**	2023/07/29
Sitio web:	NCBI Bookshelf	**Editorial:**	StatPearls Publishing

[s48] - https://pmc.ncbi.nlm.nih.gov/articles/PMC10857224/

Autor:	Dana Alkhatib, Zumin Shi, Vijay Ganji	**Título:**	Dietary Patterns and Hypothyroidism in U.S. Adult Population
por:	Qatar University; Indiana University Indianapolis	**DOI:**	10.3390/nu16030382
Fecha:	2024 Jan 28	**Sitio web:**	PubMed Central (PMC)
Editorial:	Nutrients		

[s49] - https://pmc.ncbi.nlm.nih.gov/articles/PMC9101513/

Autor:	Yana Danailova, Tsvetelina Velikova, Georgi Nikolaev, Zorka Mitova, Alexander Shinkov, Hristo Gagov, Rossitza Konakchieva	**Título:**	Nutritional Management of Thyroiditis of Hashimoto
por:	Sofia University "St. Kliment Ohridski", University Hospital Lozenetz, Bulgarian Academy of Sciences, Medical University of Sofia	**DOI:**	10.3390/ijms23095144
Fecha:	2022 May 5	**Sitio web:**	PubMed Central (PMC)
Editorial:	MDPI		

[s50] - https://pmc.ncbi.nlm.nih.gov/articles/PMC11471614/

Autor:	Manli Yan, Hai Wu, Kaiyuan Zhang, Ping Gong, Yiting Wang, Hua Wei	**Título:**	Analysis of the correlation between Hashimoto's thyroiditis and food intolerance
por:	Second Clinical Medical College, Guangzhou University of Chinese Medicine, Guangzhou, China; Meizhou Maternity and Child HealthCare Hospital, Meizhou, China; Department of Endocrinology, Guangdong Provincial Hospital of Chinese Medicine, Guangdong, China; State Key Laboratory of Dampness Syndrome of Chinese Medicine, The Second Affiliated Hospital of Guangzhou University of Chinese Medicine, Guangzhou, China	**DOI:**	10.3389/fnut.2024.1452371
Fecha:	2024 Sep 30	**Sitio web:**	PMC
Editorial:	Frontiers in Nutrition		

[s51] - https://pmc.ncbi.nlm.nih.gov/articles/PMC6691239/

Autor:	Felician Stancioiu, Daniel Mihai, Georgios Z Papadakis, Aristidis Tsatsakis, Demetrios A Spandidos, Corin Badiu	**Título:**	Treatment for benign thyroid nodules with a combination of natural extracts
por:	National Center for Biotechnology Information (NCBI)	**DOI:**	10.3892/mmr.2019.10453
Fecha:	2019 Jul 1	**Sitio web:**	PubMed Central (PMC)
Editorial:	Molecular Medicine Reports		

[s52] - https://pmc.ncbi.nlm.nih.gov/articles/PMC11025596/

Autor:	Chun-Yao Cheng, Ching-Yuan Chen, Jian-Jung Chen, Chia-Ying Chuang	**Título:**	Traditional Chinese medicine treatment for benign thyroid nodules: Literature review
por:	Taichung Tzu Chi Hospital, Buddhist Tzu Chi Medical Foundation, Taichung, Taiwan	**DOI:**	10.4103/tcmj.tcmj_178_23
Fecha:	2024 Mar 26	**Sitio web:**	PMC (PubMed Central)
Editorial:	Tzu-Chi Medical Journal		

[s53] - https://pmc.ncbi.nlm.nih.gov/articles/PMC5567597/

Autor:	Christine Tara Peterson, Kate Denniston, Deepak Chopra	**Título:**	Therapeutic Uses of Triphala in Ayurvedic Medicine
por:	UC San Diego School of Medicine, Bastyr University, Chopra Foundation	**DOI:**	10.1089/acm.2017.0083
Fecha:	2017 Aug 1	**Sitio web:**	PubMed Central (PMC)
Editorial:	Journal of Alternative and Complementary Medicine		

[s54] - https://pmc.ncbi.nlm.nih.gov/articles/PMC3705899/

Autor:	M M Pandey, Subha Rastogi, A K S Rawat	**Título:**	Indian Traditional Ayurvedic System of Medicine and Nutritional Supplementation
por:	CSIR-National Botanical Research Institute	**DOI:**	10.1155/2013/376327
Fecha:	2013 Jun 23	**Sitio web:**	PubMed Central (PMC)
Editorial:	Evidence-based Complementary and Alternative Medicine : eCAM		

[s55] - https://pmc.ncbi.nlm.nih.gov/articles/PMC10949923/

Autor:	Brooke Goldner, Kara Livingston Staffier	**Título:**	Case series: raw, whole, plant-based nutrition protocol rapidly reverses symptoms in three women with systemic lupus erythematosus and Sjö gren's syndrome
por:	Goodbye Lupus, American College of Lifestyle Medicine	**DOI:**	10.3389/fnut.2024.1208074
Fecha:	2024 Feb 27	**Sitio web:**	PMC (PubMed Central)
Editorial:	Frontiers in Nutrition		

[s56] - https://pmc.ncbi.nlm.nih.gov/articles/PMC5946297/

Autor:	Roswitha Siener	**Título:**	Dietary Treatment of Metabolic Acidosis in Chronic Kidney Disease
por:	University Stone Centre, Department of Urology, University of Bonn	**DOI:**	10.3390/nu10040512
Fecha:	2018 Apr 20	**Sitio web:**	PubMed Central (PMC)
Editorial:	Nutrients		

[s57] - https://pmc.ncbi.nlm.nih.gov/articles/PMC6691239/

Autor:	Felician Stancioiu, Daniel Mihai, Georgios Z Papadakis, Aristidis Tsatsakis, Demetrios A Spandidos, Corin Badiu	**Título:**	Treatment for benign thyroid nodules with a combination of natural extracts
por:	National Center for Biotechnology Information (NCBI)	**DOI:**	10.3892/mmr.2019.10453
Fecha:	2019 Jul 1	**Sitio web:**	PubMed Central (PMC)
Editorial:	Molecular Medicine Reports		

[s58] - https://pmc.ncbi.nlm.nih.gov/articles/PMC8308732/

Autor:	Małgorzata Szczuko, Justyna Kikut, Urszula Szczuko, Iwona Szydłowska, Jolanta Nawrocka-Rutkowska, Maciej Ziętek, Donatella Verbanac, Luciano Saso	**Título:**	Nutrition Strategy and Life Style in Polycystic Ovary Syndrome—Narrative Review
por:	Pomeranian Medical University in Szczecin, University of Zagreb, Sapienza University	**DOI:**	10.3390/nu13072452
Fecha:	2021 Jul 18	**Sitio web:**	PubMed Central (PMC)
Editorial:	Nutrients		

[s59] - https://pmc.ncbi.nlm.nih.gov/articles/PMC11025596/

Autor:	Chun-Yao Cheng, Ching-Yuan Chen, Jian-Jung Chen, Chia-Ying Chuang	**Título:**	Traditional Chinese medicine treatment for benign thyroid nodules: Literature review
por:	Taichung Tzu Chi Hospital, Buddhist Tzu Chi Medical Foundation	**DOI:**	10.4103/tcmj.tcmj_178_23
Fecha:	2024 Mar 26	**Sitio web:**	PubMed Central (PMC)
Editorial:	Tzu-Chi Medical Journal		

[s60] - https://pmc.ncbi.nlm.nih.gov/articles/PMC9520215/

Autor:	Raghdaa Hamdan Al Zarzour, Ezatul Ezleen Kamarulzaman, Fadi G Saqallah, Fauziahanim Zakaria, Muhammad Asif, Khairul Niza Abdul Razak	**Título:**	Medicinal plants' proposed nanocomposites for the management of endocrine disorders
DOI:	10.1016/j.heliyon.2022.e10665	**Fecha:**	2022 Sep 18
Sitio web:	PMC	**Editorial:**	Heliyon

[s61] - https://pmc.ncbi.nlm.nih.gov/articles/PMC3048776/

Autor:	Shilpi Rajoria, Robert Suriano, Perminder Singh Parmar, Yushan Lisa Wilson, Uchechukwu Megwalu, Augustine Moscatello, H Leon Bradlow, Daniel W Sepkovic, Jan Geliebter, Stimson P Schantz, Raj K Tiwari	**Título:**	3,3′-Diindolylmethane Modulates Estrogen Metabolism in Patients with Thyroid Proliferative Disease: A Pilot Study
DOI:	10.1089/thy.2010.0245	**Fecha:**	2011 Mar
Sitio web:	PubMed Central (PMC)	**Editorial:**	Thyroid

[s62] - https://pmc.ncbi.nlm.nih.gov/articles/PMC3200241/

Autor:	Nicole R van Veenendaal, Scott A Rivkees	**Título:**	Treatment of Pediatric Graves' Disease Is Associated with Excessive Weight Gain
por:	Academic Medical Center, University of Amsterdam; Yale University School of Medicine	**DOI:**	10.1210/jc.2011-1601
Fecha:	2011 Aug 17	**Sitio web:**	PubMed Central (PMC)
Editorial:	The Journal of Clinical Endocrinology and Metabolism		

[s63] - https://pmc.ncbi.nlm.nih.gov/articles/PMC8224353/

Autor:	Christina Starchl, Mario Scherkl, Karin Amrein	**Título:**	Celiac Disease and the Thyroid: Highlighting the Roles of Vitamin D and Iron
por:	Medical University of Graz	**DOI:**	10.3390/nu13061755
Fecha:	2021 May 21	**Sitio web:**	PubMed Central (PMC)
Editorial:	Nutrients		

[s64] - https://pmc.ncbi.nlm.nih.gov/articles/PMC8106604/

Autor:	Claudia Teti, Marta Panciroli, Elena Nazzari, Giampaola Pesce, Stefano Mariotti, Antonella Olivieri, Marcello Bagnasco	**Título:**	Iodoprophylaxis and thyroid autoimmunity: an update
DOI:	10.1007/s12026-021-09192-6	**Fecha:**	2021 Apr 29
Sitio web:	PMC (PubMed Central)	**Editorial:**	Immunologic Research

[s65] - https://pmc.ncbi.nlm.nih.gov/articles/PMC7353203/

Autor:	Jovana Knezevic, Christina Starchl, Adelina Tmava Berisha, Karin Amrein	**Título:**	Thyroid-Gut-Axis: How Does the Microbiota Influence Thyroid Function?
por:	Medical University of Graz	**DOI:**	10.3390/nu12061769
Fecha:	2020 Jun 12	**Sitio web:**	PubMed Central (PMC)
Editorial:	Nutrients		

[s66] - https://www.ncbi.nlm.nih.gov/pmc/articles/PMC10349397/

Autor:	María José Mendoza-León, Ashutosh K Mangalam, Alejandro Regaldiz, Enrique González-Madrid, Ma Andreina Rangel-Ramírez, Oscar Á lvarez-Mardonez, Omar P Vallejos, Constanza Méndez, Susan M Bueno, Felipe Melo-González, Yorley Duarte, Ma Cecilia Opazo, Alexis M Kalergis, Claudia A Riedel	**Título:**	Gut microbiota short-chain fatty acids and their impact on the host thyroid function and diseases
DOI:	10.3389/fendo.2023.1192216	**Fecha:**	2023 Jun 30
Sitio web:	PubMed Central (PMC)	**Editorial:**	Frontiers in Endocrinology

[s67] - https://pmc.ncbi.nlm.nih.gov/articles/PMC7469063/

Autor:	Valeria Dipasquale, Ugo Cucinotta, Claudio Romano	**Título:**	Acute Malnutrition in Children: Pathophysiology, Clinical Effects and Treatment
por:	University of Messina	**DOI:**	10.3390/nu12082413
Fecha:	2020 Aug 12	**Sitio web:**	PubMed Central (PMC)
Editorial:	Nutrients		

[s68] - https://pmc.ncbi.nlm.nih.gov/articles/PMC7474983/

Autor:	Akinori Hayashi, Koji Takano, Yuko Kawakami, Mamiko Hitomi, Yasuhiro Ohata, Agena Suzuki, Yuji Kamata, Masayoshi Shichiri	**Título:**	Short-term Change in Resting Energy Expenditure and Body Compositions in Therapeutic Process for Graves' Disease
por:	Kitasato University School of Medicine, Kitasato University Hospital	**DOI:**	10.2169/internalmedicine.4462-20
Fecha:	2020 Aug 1	**Sitio web:**	PubMed Central (PMC)
Editorial:	Internal Medicine		

[s69] - https://pmc.ncbi.nlm.nih.gov/articles/PMC8951395/

Autor:	Laura Agate, Elisa Minaldi, Alessio Basolo, Valentina Angeli, Roberta Jaccheri, Ferruccio Santini, Rossella Elisei	**Título:**	Nutrition in Advanced Thyroid Cancer Patients
por:	University Hospital of Pisa	**DOI:**	10.3390/nu14061298
Fecha:	2022 Mar 18	**Sitio web:**	PubMed Central (PMC)

[s70] - https://www.ncbi.nlm.nih.gov/books/NBK459287/

Autor:	Ashley E. Smith, Manan Shah, Madhu Badireddy	**Título:**	Failure to Thrive
por:	StatPearls Publishing	**Fecha:**	2023/11/12
Sitio web:	NCBI Bookshelf	**Editorial:**	StatPearls Publishing

[s71] - https://pmc.ncbi.nlm.nih.gov/articles/PMC9101513/

Autor:	Yana Danailova, Tsvetelina Velikova, Georgi Nikolaev, Zorka Mitova, Alexander Shinkov, Hristo Gagov, Rossitza Konakchieva	**Título:**	Nutritional Management of Thyroiditis of Hashimoto
por:	Sofia University “St. Kliment Ohridski”, University Hospital Lozenetzz, Bulgarian Academy of Sciences, Medical University of Sofia	**DOI:**	10.3390/ijms23095144
Fecha:	2022 May 5	**Sitio web:**	PubMed Central (PMC)
Editorial:	International Journal of Molecular Sciences		

[s72] - https://pmc.ncbi.nlm.nih.gov/articles/PMC8951395/

Autor:	Laura Agate, Elisa Minaldi, Alessio Basolo, Valentina Angeli, Roberta Jaccheri, Ferruccio Santini, Rossella Elisei	**Título:**	Nutrition in Advanced Thyroid Cancer Patients
por:	University Hospital of Pisa	**DOI:**	10.3390/nu14061298
Fecha:	2022 Mar 18	**Sitio web:**	PMC (PubMed Central)
Editorial:	Nutrients		

[s73] - https://pmc.ncbi.nlm.nih.gov/articles/PMC6971894/

Autor:	Damanpreet Kaur, Prasad Rasane, Jyoti Singh, Sawinder Kaur, Vikas Kumar, Dipendra Kumar Mahato, Anirban Dey, Kajal Dhawan, Sudhir Kumar	**Título:**	Nutritional Interventions for Elderly and Considerations for the Development of Geriatric Foods
DOI:	10.2174/18746098126661905211105 48	**Fecha:**	2019 May
Sitio web:	PubMed Central (PMC)		

[s74] - https://pmc.ncbi.nlm.nih.gov/articles/PMC9710417/

Autor:	AYSHA KARIM KIANI, KRISTJANA DHULI, KEVIN DONATO, BARBARA AQUILANTI, VALERIA VELLUTI, GIUSEPPINA MATERA, AMERIGO IACONELLI, STEPHEN THADDEUS CONNELLY, FRANCESCO BELLINATO, PAOLO GISONDI, MATTEO BERTELLI	**Título:**	Main nutritional deficiencies
DOI:	10.15167/2421-4248/jpmh2022.63.2S3.2752	**Fecha:**	2022 Oct 17
Sitio web:	PubMed Central (PMC)	**Editorial:**	Journal of Preventive Medicine and Hygiene

[s75] - https://pmc.ncbi.nlm.nih.gov/articles/PMC9101513/

Autor:	Yana Danailova, Tsvetelina Velikova, Georgi Nikolaev, Zorka Mitova, Alexander Shinkov, Hristo Gagov, Rossitza Konakchieva	**Título:**	Nutritional Management of Thyroiditis of Hashimoto
por:	Sofia University "St. Kliment Ohridski", University Hospital Lozenetzz, Bulgarian Academy of Sciences, Medical University of Sofia	**DOI:**	10.3390/ijms23095144
Fecha:	2022 May 5	**Sitio web:**	PubMed Central (PMC)
Editorial:	International Journal of Molecular Sciences		

[s76] - https://ods.od.nih.gov/factsheets/Selenium-HealthProfessional/

Título:	Selenium - Health Professional Fact Sheet	**por:**	Office of Dietary Supplements, National Institutes of Health (NIH)
Fecha:	Fri, 07 Feb 2025	**Sitio web:**	ods.od.nih.gov
Editorial:	National Institutes of Health		

[s77] - https://pmc.ncbi.nlm.nih.gov/articles/PMC9689683/

Autor:	Ahtisham Ali, Shuai Wei, Adnan Ali, Imran Khan, Qinxiu Sun, Qiuyu Xia, Zefu Wang, Zongyuan Han, Yang Liu, Shucheng Liu	**Título:**	Research Progress on Nutritional Value, Preservation and Processing of Fish—A Review
DOI:	10.3390/foods11223669	**Fecha:**	2022 Nov 16
Sitio web:	PubMed Central (PMC)	**Editorial:**	Foods

[s78] - https://pmc.ncbi.nlm.nih.gov/articles/PMC9689683/

Autor:	Ahtisham Ali, Shuai Wei, Adnan Ali, Imran Khan, Qinxiu Sun, Qiuyu Xia, Zefu Wang, Zongyuan Han, Yang Liu, Shucheng Liu	**Título:**	Research Progress on Nutritional Value, Preservation and Processing of Fish—A Review
por:	College of Food Science and Technology, Guangdong Ocean University, Livestock & Dairy Development Department, The University of Haripur	**DOI:**	10.3390/foods11223669
Fecha:	2022 Nov 16	**Sitio web:**	PubMed Central (PMC)
Editorial:	MDPI		

[s79] - https://pmc.ncbi.nlm.nih.gov/articles/PMC10245305/

Autor:	Jubbin Jagan Jacob	**Título:**	Insulin Storage Guidance for Patients with Diabetes Using Insulin
por:	Department of Endocrinology, Christian Medical College and Hospital, Ludhiana, Punjab, India	**DOI:**	10.4103/2230-8210.374161
Fecha:	2023 Apr 14	**Sitio web:**	PubMed Central (PMC)
Editorial:	Indian Journal of Endocrinology and Metabolism		

[s80] - https://pmc.ncbi.nlm.nih.gov/articles/PMC5307254/

Autor:	Mara Ventura, Miguel Melo, Francisco Carrilho	**Título:**	Selenium and Thyroid Disease: From Pathophysiology to Treatment
DOI:	10.1155/2017/1297658	**Fecha:**	2017 Jan 31
Sitio web:	PubMed Central (PMC)	**Editorial:**	International Journal of Endocrinology

[s81] - https://pmc.ncbi.nlm.nih.gov/articles/PMC7599681/

Autor:	Louise Rasmussen, Charlotte Wolff Poulsen, Ulla Kampmann, Stine Bech Smedegaard, Per Glud Ovesen, Jens Fuglsang	**Título:**	Diet and Healthy Lifestyle in the Management of Gestational Diabetes Mellitus
DOI:	10.3390/nu12103050	**Fecha:**	2020 Oct 6
Sitio web:	PubMed Central (PMC)	**Editorial:**	Nutrients

[s82] - https://pmc.ncbi.nlm.nih.gov/articles/PMC9547093/

Autor:	M Playdon, T N Rogers, E Brooks, E M Petersen, F Tavake-Pasi, J A Lopez, X Quintana, N Aitaoto, C R Rogers	**Título:**	Sociocultural influences on dietary behavior and meal timing among Native Hawaiian and Pacific Islander women at risk of endometrial cancer: a qualitative investigation
DOI:	10.1007/s10552-022-01628-0	**Fecha:**	2022 Oct 8
Sitio web:	PubMed Central (PMC)	**Editorial:**	Cancer Causes & Control

[s83] - https://pmc.ncbi.nlm.nih.gov/articles/PMC10857224/

Autor:	Dana Alkhatib, Zumin Shi, Vijay Ganji	**Título:**	Dietary Patterns and Hypothyroidism in U.S. Adult Population
por:	Qatar University; Indiana University Indianapolis	**DOI:**	10.3390/nu16030382
Fecha:	2024 Jan 28	**Sitio web:**	PubMed Central (PMC)
Editorial:	MDPI		

[s84] - https://pmc.ncbi.nlm.nih.gov/articles/PMC9547093/

Autor:	M Playdon, T N Rogers, E Brooks, E M Petersen, F Tavake-Pasi, J A Lopez, X Quintana, N Aitaoto, C R Rogers	**Título:**	Sociocultural influences on dietary behavior and meal timing among Native Hawaiian and Pacific Islander women at risk of endometrial cancer: a qualitative investigation
DOI:	10.1007/s10552-022-01628-0	**Fecha:**	2022 Oct 8
Sitio web:	PubMed Central (PMC)	**Editorial:**	Cancer Causes & Control

[s85] - https://pmc.ncbi.nlm.nih.gov/articles/PMC10724604/

Autor:	Inger Aakre, Inger Beate Tveit, Lene Secher Myrmel, Even Fjære, Simon Ballance, Hanne Rosendal-Riise	**Título:**	Bioavailability of iodine from a meal consisting of sushi and a wakame seaweed salad—A randomized crossover trial
por:	Institute of Marine Research, University of Bergen, Nofima AS, Norwegian Institute of Food, Fisheries and Aquaculture Research, Mohn Nutrition Research Laboratory and Center for Nutrition	**DOI:**	10.1002/fsn3.3689
Fecha:	2023 Sep 24	**Sitio web:**	PMC (PubMed Central)
Editorial:	Food Science & Nutrition		

[s86] - https://pmc.ncbi.nlm.nih.gov/articles/PMC9547093/

Autor:	M Playdon, T N Rogers, E Brooks, E M Petersen, F Tavake-Pasi, J A Lopez, X Quintana, N Aitaoto, C R Rogers	**Título:**	Sociocultural influences on dietary behavior and meal timing among Native Hawaiian and Pacific Islander women at risk of endometrial cancer: a qualitative investigation
por:	University of Utah, National Tongan American Society, Medical College of Wisconsin	**DOI:**	10.1007/s10552-022-01628-0
Fecha:	2022 Oct 8	**Sitio web:**	PMC (PubMed Central)
Editorial:	Cancer Causes & Control		

[s87] - https://pmc.ncbi.nlm.nih.gov/articles/PMC3230226/

Autor:	Nicole Larson, Dianne Neumark-Sztainer, Melissa Nelson Laska, Mary Story	**Título:**	Young adults and eating away from home: associations with dietary intake patterns and weight status differ by choice of restaurant
por:	University of Minnesota	**DOI:**	10.1016/j.jada.2011.08.007
Fecha:	2011 Nov	**Sitio web:**	PubMed Central (PMC)
Editorial:	Journal of the American Dietetic Association		

[s88] - https://pmc.ncbi.nlm.nih.gov/articles/PMC5453830/

Autor:	Surabhi Bhutani, Dale A Schoeller, Matthew C Walsh, Christine McWilliams	**Título:**	Frequency of eating out at both fast-food and sit-down restaurants was associated with high body mass index in non-large metropolitan communities in Midwest
DOI:	10.1177/0890117116660772	**Fecha:**	2016 Aug 28
Sitio web:	PubMed Central (PMC)	**Editorial:**	American journal of health promotion : AJHP

[s89] - https://dx.doi.org/10.1186/s12966-020-0922-2

Autor:	Lucile Marty, Andrew Jones, Eric Robinson	**Título:**	Socioeconomic position and the impact of increasing availability of lower energy meals vs. menu energy labelling on food choice: two randomized controlled trials in a virtual fast-food restaurant
por:	BioMed Central	**DOI:**	10.1186/s12966-020-0922-2
Fecha:	2020-01-31	**Sitio web:**	International Journal of Behavioral Nutrition and Physical Activity
Editorial:	BioMed Central		

[s90] - https://pmc.ncbi.nlm.nih.gov/articles/PMC7504587/

Autor:	Ewa Czarniecka-Skubina, Hanna Gó rska-Warsewicz, Joanna Trafiałek	**Título:**	Attitudes and Consumer Behavior toward Foods Offered in Staff Canteens
por:	Warsaw University of Life Sciences (WULS)	**DOI:**	10.3390/ijerph17176239
Fecha:	2020 Aug 27	**Sitio web:**	PubMed Central (PMC)
Editorial:	International Journal of Environmental Research and Public Health		

[s91] - https://pubmed.ncbi.nlm.nih.gov/31563025/

Autor:	García-Herrero L, De Menna F, Vittuari M	**Título:**	Food waste at school. The environmental and cost impact of a canteen meal
DOI:	10.1016/j.wasman.2019.09.027	**Fecha:**	2019 Dec
Sitio web:	PubMed	**Editorial:**	Waste Manag

[s92] - https://pmc.ncbi.nlm.nih.gov/articles/PMC11267781/

Autor:	Marie Murphy, Alice Coffey, Miranda Pallan, Oyinlola Oyebode	**Título:**	Changing the food environment in secondary school canteens to promote healthy dietary choices: a qualitative study with school caterers
DOI:	10.1186/s12889-024-19513-7	**Fecha:**	2024 Jul 23
Sitio web:	PMC	**Editorial:**	BMC Public Health

[s93] - https://pmc.ncbi.nlm.nih.gov/articles/PMC9070835/

Autor:	Sayaka Yamada, Kazuhiko Horiguchi, Masako Akuzawa, Koji Sakamaki, Yohnosuke Shimomura, Isao Kobayashi, Yoshitaka Andou, Masanobu Yamada	**Título:**	Seasonal Variation in Thyroid Function in Over 7,000 Healthy Subjects in an Iodine-sufficient Area and Literature Review
DOI:	10.1210/jendso/bvac054	**Fecha:**	2022 Apr 6
Sitio web:	PubMed Central (PMC)	**Editorial:**	Journal of the Endocrine Society

[s94] - https://www.mdpi.com/2077-0383/13/23/7293

Autor:	Abbas Ali Tam, Sevgul Fakı, Pervin Demir, Didem Ozdemir, Oya Topaloglu, Reyhan Ersoy, Bekir Cakir	**Título:**	Coldness or Darkness? Which Places Greater Stress on the Thyroid? Seasonal Changes in Thyroid-Stimulating Hormone and Thyroid Hormones
por:	Multidisciplinary Digital Publishing Institute	**DOI:**	10.3390/jcm13237293
Fecha:	2024-11-30	**Sitio web:**	mdpi.com
Editorial:	Multidisciplinary Digital Publishing Institute		

[s95] - https://pmc.ncbi.nlm.nih.gov/articles/PMC8838489/

Autor:	Noriko Tanaka, Toyoko Okuda, Hisae Shinohara, Rie Shimonaka Yamasaki, Naomi Hirano, Jangmi Kang, Manami Ogawa, Nao Nishioka Nishi	**Título:**	Relationship between Seasonal Changes in Food Intake and Energy Metabolism, Physical Activity, and Body Composition in Young Japanese Women
DOI:	10.3390/nu14030506	**Fecha:**	2022 Jan 24
Sitio web:	PubMed Central (PMC)	**Editorial:**	Nutrients

[s96] - https://pmc.ncbi.nlm.nih.gov/articles/PMC7930942/

Autor:	Rebecca McMahon, Lenore DeMartino, Mycroft Sowizral, Diana Powers, Melissa Tracy, Michele Caggana, Norma P Tavakoli	**Título:**	The Impact of Seasonal Changes on Thyroxine and Thyroid-Stimulating Hormone in Newborns
por:	Wadsworth Center, Division of Genetics, New York State Department of Health, Albany, NY 12208, USA	**DOI:**	10.3390/ijns7010008
Fecha:	2021 Feb 3	**Sitio web:**	PubMed Central (PMC)
Editorial:	International Journal of Neonatal Screening		

[s97] - https://pubmed.ncbi.nlm.nih.gov/18601706/

Autor:	Ebling FJP; Barrett P	**Título:**	The regulation of seasonal changes in food intake and body weight
por:	PubMed	**DOI:**	10.1111/j.1365-2826.2008.01721.x
Fecha:	2008 Jun	**Sitio web:**	PubMed
Editorial:	J Neuroendocrinol		

[s98] - https://pmc.ncbi.nlm.nih.gov/articles/PMC10838650/

Autor:	Jann Zwahlen, Emma Gairin, Stefano Vianello, Manon Mercader, Natacha Roux, Vincent Laudet	**Título:**	The ecological function of thyroid hormones
DOI:	10.1098/rstb.2022.0511	**Fecha:**	2024 Feb 5
Sitio web:	PubMed Central (PMC)	**Editorial:**	Philosophical Transactions of the Royal Society B: Biological Sciences

[s99] - https://dx.doi.org/10.1186/s12983-024-00523-5

Autor:	Zhang, Kaiyuan; Cao, Jing; Zhao, Zhijun	**Título:**	Fat accumulation in striped hamsters (Cricetulus barabensis) reflects the temperature of prior cold acclimation
por:	BioMed Central	**DOI:**	10.1186/s12983-024-00523-5
Fecha:	2024-02-13	**Sitio web:**	Frontiers in Zoology
Editorial:	BioMed Central		

[s100] - https://pmc.ncbi.nlm.nih.gov/articles/PMC7288350/

Autor:	Keisuke Ikegami, Samuel Refetoff, Eve Van Cauter, Takashi Yoshimura	**Título:**	Interconnection between circadian clocks and thyroid function
DOI:	10.1038/s41574-019-0237-z	**Fecha:**	2019 Aug 12
Sitio web:	PubMed Central (PMC)	**Editorial:**	Nature reviews. Endocrinology

[s101] - https://pmc.ncbi.nlm.nih.gov/articles/PMC8036360/

Autor:	Asterios Leonidis, Maria Korozi, Eirini Sykianaki, Eleni Tsolakou, Vasilios Kouroumalis, Danai Ioannidi, Andreas Stavridakis, Margherita Antona, Constantine Stephanidis	**Título:**	Improving Stress Management and Sleep Hygiene in Intelligent Homes
por:	Institute of Computer Science, Foundation for Research and Technology—Hellas (FORTH)	**DOI:**	10.3390/s21072398
Fecha:	2021 Mar 30	**Sitio web:**	PubMed Central (PMC)

[s102] - https://pmc.ncbi.nlm.nih.gov/articles/PMC7468813/

Autor:	J Douglas Bremner, Kasra Moazzami, Matthew T Wittbrodt, Jonathon A Nye, Bruno B Lima, Charles F Gillespie, Mark H Rapaport, Bradley D Pearce, Amit J Shah, Viola Vaccarino	**Título:**	Diet, Stress and Mental Health
por:	Emory University School of Medicine, Atlanta VA Medical Center, Rollins School of Public Health	**DOI:**	10.3390/nu12082428
Fecha:	2020 Aug 13	**Sitio web:**	PubMed Central (PMC)
Editorial:	PMC		

[s103] - https://pmc.ncbi.nlm.nih.gov/articles/PMC4450283/

Autor:	Kin-ya Kubo, Mitsuo Iinuma, Huayue Chen	**Título:**	Mastication as a Stress-Coping Behavior
DOI:	10.1155/2015/876409	**Fecha:**	2015 May 18
Sitio web:	PubMed Central (PMC)	**Editorial:**	BioMed Research International

[s104] - https://pmc.ncbi.nlm.nih.gov/articles/PMC6688766/

Autor:	Zoe S Markomanolaki, Xanthi Tigani, Thomas Siamatras, Flora Bacopoulou, Athanasios Tsartsalis, Artemios Artemiadis, Vasileios Megalooikonomou, Dimitrios Vlachakis, George P Chrousos, Christina Darviri	**Título:**	Stress Management in Women with Hashimoto's thyroiditis: A Randomized Controlled Trial
Fecha:	2019	**Sitio web:**	PMC
Editorial:	Journal of molecular biochemistry		

[s105] - https://pmc.ncbi.nlm.nih.gov/articles/PMC5373497/

Autor:	Ariana M Chao, Ania M Jastreboff, Marney A White, Carlos M Grilo, Rajita Sinha	**Título:**	Stress, cortisol, and other appetite-related hormones: Prospective prediction of 6-month changes in food cravings and weight
DOI:	10.1002/oby.21790	**Fecha:**	2017 Apr
Sitio web:	PubMed Central (PMC)	**Editorial:**	Obesity (Silver Spring, Md.)

[s106] - https://pmc.ncbi.nlm.nih.gov/articles/PMC6688766/

Autor:	Zoe S Markomanolaki, Xanthi Tigani, Thomas Siamatras, Flora Bacopoulou, Athanasios Tsartsalis, Artemios Artemiadis, Vasileios Megalooikonomou, Dimitrios Vlachakis, George P Chrousos, Christina Darviri	**Título:**	Stress Management in Women with Hashimoto's thyroiditis: A Randomized Controlled Trial
Fecha:	2019	**Sitio web:**	PubMed Central (PMC)
Editorial:	Journal of molecular biochemistry		

[s107] - https://pmc.ncbi.nlm.nih.gov/articles/PMC10496934/

Autor:	Shubhangi Singh, Swarupa Chakole, Suyash Agrawal, Nidhi Shetty, Roshan Prasad, Tejaswee Lohakare, Mayur Wanjari, Seema Yelne	**Título:**	A Comprehensive Review of Upper Gastrointestinal Symptom Management in Autoimmune Gastritis: Current Insights and Future Directions
por:	Jawaharlal Nehru Medical College, Datta Meghe Institute of Higher Education and Research; Smt. Radhikabai Meghe Memorial College of Nursing, Datta Meghe Institute of Higher Education and Research; Shalinitai Meghe College of Nursing, Datta Meghe Institute of Higher Education and Research	**DOI:**	10.7759/cureus.43418
Fecha:	2023 Aug 13	**Sitio web:**	PubMed Central (PMC)
Editorial:	Cureus		

Fuentes de imágenes

Las imágenes no listadas son de creación propia o fueron adquiridas con la licencia correspondiente. Todos los derechos están reservados para estas imágenes.

Para todas las demás imágenes listadas aquí:
Ninguna de las imágenes fue modificada, solo se ajustó la resolución. En la versión eBook, las imágenes se compilaron en collages numerados. Todas las imágenes permanecen sujetas a su licencia original y se utilizan de acuerdo con sus respectivos términos de licencia. Si descubre errores de atribución u otras discrepancias, contáctenos.

Fecha de la revisión final de la imagen: 2025-02-15.

Licencia utilizada

CC0 http://creativecommons.org/publicdomain/zero/1.0/deed.en

Créditos de imágenes

[i1] - 001_001_001_image_eisen.jpeg
https://upload.wikimedia.org/wikipedia/commons/2/23/Odessa_%28iron%29_meteorite%2C_Texas_-_University_of_Arizona_Mineral_Museum_-_University_of_Arizona_-_Tucson%2C_AZ_-_DSC08505.jpg

Date:	2019-10-27	**por:**	Daderot
License:	CC0		

[i2] - 001_001_001_image_kropf.jpeg
https://upload.wikimedia.org/wikipedia/commons/a/ab/Histopathology_of_thyroid_colloid_nodule.jpg

Date:	2020-08-17	**por:**	Mikael Häggström
License:	CC0		

[i3] - 001_001_001_image_selen.jpeg
https://upload.wikimedia.org/wikipedia/commons/3/33/Selenium_native.jpg

Date:	2010-05-02	**por:**	Zimak
Artista:	Andrew Silver, USGS	**License:**	Public domain

[i4] - 001_001_001_image_trijodthyronin.jpeg
https://upload.wikimedia.org/wikipedia/commons/8/82/Thyroid_hormone_synthesis.png

Date:	2011-06-16	**por:**	Mikael Häggström
License:	CC0		

[i5] - 001_001_001_image_zink.jpeg
https://upload.wikimedia.org/wikipedia/commons/8/8a/04_SEM_EDS_zinc_complex.jpg

Date:	11 May 2010	**por:**	File Upload Bot (Magnus Manske)
Artista:	Emicroprobe	**License:**	Public domain

[i6] - 001_001_003_image_mikrozytaere_hypochrome_anaemie.jpeg
https://upload.wikimedia.org/wikipedia/commons/2/2a/Microcytosis.jpg

Date:	2014-11-15	**por:**	Osasere05
Artista:	Prof. Osaro Erhabor	**License:**	CC0

[i7] - 001_002_001_image_alopecia_areata.jpeg
https://upload.wikimedia.org/wikipedia/commons/1/1b/Alopecia_areata_bald_spot.jpg

Date:	2011-11-11	**por:**	Rotatebot
Artista:	Kevlaraz	**License:**	CC0

[i8] - 001_002_001_image_hashimotothyreoiditis.jpeg
https://upload.wikimedia.org/wikipedia/commons/f/f9/Hașhimoto_Thyroiditis.jpg

Date:	2010-08-30	**por:**	Schomynv
License:	Public domain		

[i9] - 001_002_002_image_nichtalkoholische_fettlebererkrankung.jpeg
https://upload.wikimedia.org/wikipedia/commons/d/d6/Liver_Tissue_with_NAFLD_%2848904411988%29.jp
g

Date:	2019-10-15	**por:**	Ser Amantio di Nicolao
Artista:	NIH Image Gallery	**License:**	Public domain

[i10] - 001_003_001_image_misosuppe.jpeg
https://upload.wikimedia.org/wikipedia/commons/e/e8/Miso_Soup_001.jpg

Date:	2021-09-10	**por:**	Ocdp
License:	CC0		

[i11] - 001_003_002_image_sojabohne.jpeg
https://upload.wikimedia.org/wikipedia/commons/8/82/Soybean.USDA.jpg

Date:	2004-11-20	**por:**	Jurema Oliveira
License:	Public domain		

[i12] - 001_003_003_image_suppe.jpeg
https://upload.wikimedia.org/wikipedia/commons/a/a8/Vegetable_beef_barley_soup.jpg

Date:	2006-03-29	**por:**	Elinnea
License:	Public domain		

[i13] - 001_003_003_image_gemuesepfanne.jpeg
https://upload.wikimedia.org/wikipedia/commons/1/12/Dry_Chilli_Mixed_Vegetables_%28Contains_Shrimp_Sauce%29_-_Ho_Chiak_2023-12-08.jpg

Date:	2023-12-08	**por:**	Onthewings
Artista:	Andy Li	**License:**	CC0

[i14] - 001_003_003_image_japanische_kueche.jpeg
https://upload.wikimedia.org/wikipedia/commons/b/b4/Japanese_snack.jpg

Date:	6 August 2023	**por:**	Syced
License:	CC0		

[i15] - 002_001_001_image_mitochondrium.jpeg
https://upload.wikimedia.org/wikipedia/commons/0/0c/Mitochondria%2C_mammalian_lung_-_TEM.jpg

Date:	2008-05-16	**por:**	Vojtěch Dostál
Artista:	Louisa Howard	**License:**	Public domain

[i16] - 002_001_001_image_schilddruese.jpeg
https://upload.wikimedia.org/wikipedia/commons/a/a3/Illu_thyroid_parathyroid.jpg

Date:	2014-06-04	**por:**	CFCF
License:	Public domain		

[i17] - 002_001_003_image_darmmikrobiota.jpeg
https://upload.wikimedia.org/wikipedia/commons/8/81/Intestinal_bacteria_culture_test_tube.jpg

Date:	2024-09-03	**por:**	Fumikas Sagisavas
License:	CC0		

[i18] - 002_001_003_image_pektine.jpeg
https://upload.wikimedia.org/wikipedia/commons/d/dd/Pectin.jpg

Date:	14 November 2010	**por:**	File Upload Bot (Magnus Manske)
Artista:	FrozenMan	**License:**	Public domain

[i19] - 002_002_001_image_spinat.jpeg
https://upload.wikimedia.org/wikipedia/commons/2/25/Classic_spinach_salad.jpg

Date:	2024-04-16	**por:**	Valereee
License:	CC0		

[i20] - 002_002_001_image_walnuss.jpeg
https://upload.wikimedia.org/wikipedia/commons/1/1b/Juglans_regia_2009_G2.jpg

Date:	2009-06-25	**por:**	George Chernilevsky
License:	Public domain		

[i21] - 002_002_002_image_huelsenfruechte.jpeg
https://upload.wikimedia.org/wikipedia/commons/e/e7/Various_legumes.jpg

Date:	2013-12-13	**por:**	FarnhamJ
Artista:	Keith Weller, Agricultural Research Service, USDA	**License:**	Public domain

[i22] - 002_002_002_image_kreuzbluetler.jpeg
https://upload.wikimedia.org/wikipedia/commons/c/ca/Cruciferous_vegetables_%281%29.jpg

Date:	1989-01	**por:**	Fæ
Artista:	Bill Branson (Photographer)	**License:**	Public domain

[i23] - 002_002_002_image_nachtschattengewaechse.jpeg
https://upload.wikimedia.org/wikipedia/commons/8/8b/Brugmansia_lg.jpg

Date:	2005-04-20	**por:**	MattKingston~commonswiki
License:	Public domain		

[i24] - 002_002_002_image_innereien.jpeg
https://upload.wikimedia.org/wikipedia/commons/2/2b/Chicken_gizzards_and_hearts.jpg

Date:	2021-01-11	**por:**	Harald the Bard
License:	CC0		

[i25] - 002_002_003_image_ingwer.jpeg
https://upload.wikimedia.org/wikipedia/commons/a/a2/Ginger-cross-section.jpg

Date:	31 March 2007	**por:**	Snarkmaster
License:	Public domain		

[i26] - 002_002_003_image_knoblauch.jpeg
https://upload.wikimedia.org/wikipedia/commons/8/8c/Peeled_garlic_cloves%F0%9F%A7%84.jpg

Date:	2024-07-10	**por:**	Fumikas Sagisavas
License:	CC0		

[i27] - 002_002_003_image_koriander.jpeg
https://upload.wikimedia.org/wikipedia/commons/7/7a/%E6%97%A5%E6%9C%AC%E3%81%AE%E3%80%8C%E3%81%8D%E3%81%96%E3%81%BF%E3%83%91%E3%82%AF%E3%83%81%E3%83%BC%E3%80%8D.jpg

Date:	2021-02-04	**por:**	Syced
License:	CC0		

[i28] - 002_002_003_image_zimt.jpeg
https://upload.wikimedia.org/wikipedia/commons/e/e1/Cinnamomum_verum1.jpg

Date:	2006-02-07	**por:**	MPF
License:	Public domain		

[i29] - 002_003_001_image_ayurveda.jpeg
https://upload.wikimedia.org/wikipedia/commons/3/3a/Buddha_auf_Mallorca.jpg

Date:	2018-01-06	**por:**	Didacmigjorn
License:	CC0		

[i30] - 002_003_002_image_blutzuckerspiegel.jpeg
https://upload.wikimedia.org/wikipedia/commons/f/f7/Testing_Blood_Sugar_Levels.jpg

Date:	2015-05-20	**por:**	Laurajohnson09
Artista:	Reversing Your Diabetes Today	**License:**	CC0

[i31] - 002_003_003_image_aloe_vera.jpeg
https://upload.wikimedia.org/wikipedia/commons/4/47/Aloe_vera_for_sale.jpg

Date:	2018-01-30	**por:**	Robert-brook
License:	CC0		

[i32] - 002_003_003_image_gruener_tee.jpeg
https://upload.wikimedia.org/wikipedia/commons/3/36/Green_tea_3_appearances.jpg

Date:	2011-05-21	**por:**	Bill Ukers
Artista:	Alessandro Martini	**License:**	CC0

[i33] - 002_003_003_image_kurkuma.jpeg
https://upload.wikimedia.org/wikipedia/commons/8/8c/Turmeric_Powder.jpg

Date:	2019-04-12	**por:**	Jsignor
Artista:	Marina Pershina	**License:**	CC0

[i34] - 002_003_003_image_maulbeerblaetter.jpeg
https://upload.wikimedia.org/wikipedia/commons/4/4f/Mulberry_leaves_and_silkworms.jpg

Date:	2024-04-15	**por:**	Fumikas Sagisavas
License:	CC0		

[i35] - 002_003_003_image_gruene_minze.jpeg
https://upload.wikimedia.org/wikipedia/commons/7/70/Mentha_spicata%2C_2021-07-05%2C_Beechview%2C_02.jpg

Date:	2021-07-05	**por:**	Cbaile19
License:	CC0		

[i36] - 002_003_003_image_majoran.jpeg
https://upload.wikimedia.org/wikipedia/commons/a/ac/Marjoram_Leaves_and_Buds.jpg

Date:	2024-08-28	**por:**	Misterneedlemouse
License:	CC0		

[i37] - 003_001_002_image_ernaehrungstagebuch.jpeg
https://upload.wikimedia.org/wikipedia/commons/d/df/Diary_of_Benjamin_Bennett_Briggs%2C_1849_%2822863%29.jpg

Date:	1849	**por:**	Fæ
Artista:	Briggs, Benjamin, fl. 1873-1879	**License:**	Public domain

[i38] - 003_001_002_image_stoffwechsel.jpeg
https://upload.wikimedia.org/wikipedia/commons/2/22/ATP-3D-vdW.png

Date:	2007-01-21	**por:**	Benjah-bmm27
License:	Public domain		

[i39] - 003_001_003_image_scfas.jpeg
https://upload.wikimedia.org/wikipedia/commons/2/2a/Acido_formico_struttura_modello.png

Date:	2006-03-30	**por:**	Javier martin
License:	Public domain		

[i40] - 003_002_001_image_dehydration.jpeg
https://upload.wikimedia.org/wikipedia/commons/6/69/Humanitarian_aid_OCPA-2005-10-28-090517a.jpg

Date:	2005-10-19	**por:**	Yann
Artista:	United States Air Force	**License:**	Public domain

[i41] - 003_002_001_image_hypothermie.jpeg
https://upload.wikimedia.org/wikipedia/commons/a/a7/Freezing_rain.jpg

Date:	2008-09-08	**por:**	TimVickers
License:	Public domain		

[i42] - 003_002_001_image_schilddruesenoperation.jpeg
https://upload.wikimedia.org/wikipedia/commons/0/05/Scar%2C_two_months_after_total_thyrodectomy.jpg

Date:	24 April 2010	**por:**	Deadstar
Artista:	Starvee44	**License:**	Public domain

[i43] - 003_002_003_image_selenoprotein.jpeg
https://upload.wikimedia.org/wikipedia/commons/c/cf/Selenocysteine-3D-vdW.png

Date:	2006-09-16	**por:**	Benjah-bmm27
License:	Public domain		

[i44] - 003_002_003_image_paranuss.jpeg
https://upload.wikimedia.org/wikipedia/commons/4/47/Bertholletia_excelsa.jpg

Date:	2006-03-07	**por:**	Ayacop
License:	Public domain		

[i45] - 004_001_001_image_goitrin.jpeg
https://upload.wikimedia.org/wikipedia/commons/0/0a/Goitrin.png

Date:	desconocido	**por:**	Edgar181
Artista:	TimVickers	**License:**	Public domain

[i46] - 004_001_002_image_eiskristall.jpeg
https://upload.wikimedia.org/wikipedia/commons/a/ad/Large_ice_crystals_in_a_frozen_puddle_3.jpg

Date:	2019-01-19	**por:**	W.carter
License:	CC0		

[i47] - 004_002_001_image_kuehlakkus.jpeg
https://upload.wikimedia.org/wikipedia/commons/5/59/Ice_packs%2C_BKK%2C_2021-09-11_%2802%29.jp
g

Date:	2021-09-11	**por:**	21janvier1793
License:	CC0		

[i48] - 004_002_001_image_kuehlbehaelter.jpeg
https://upload.wikimedia.org/wikipedia/commons/9/9b/Ice_Chest%28GN12663%29.jpg

Date:	20 November 1928	**por:**	Htsa
Artista:	class="fn value"> South Australian government photographer	**License:**	CC0

[i49] - 004_002_002_image_gefrierbrand.jpeg
https://upload.wikimedia.org/wikipedia/commons/5/58/FreezerBurn.jpg

Date:	2007-10-11	**por:**	RolloM~commonswiki
Artista:	RolloM	**License:**	Public domain

[i50] - 004_002_002_image_kimchi.jpeg
https://upload.wikimedia.org/wikipedia/commons/b/b2/Kimchi_pancake_-_Korpan_2023-07-03.jpg

Date:	2023-07-03	**por:**	Onthewings
Artista:	Andy Li	**License:**	CC0

[i51] - 004_002_002_image_sauerkraut.jpeg
https://upload.wikimedia.org/wikipedia/commons/6/61/German_sausages_in_Tokyo%2C_plus_sauerkraut_and_mustard.jpg

Date:	3 October 2020	**por:**	Syced
License:	CC0		

[i52] - 004_002_002_image_doerrautomat.jpeg
https://upload.wikimedia.org/wikipedia/commons/8/87/Dehydrator_set_at_140F_for_drying_tomatoes.jpg

Date:	2016-09-24	**por:**	Ser Amantio di Nicolao
Artista:	Nutrition, Food Safety & Health	**License:**	CC0

[i53] - 004_002_003_image_mineralstoffe.jpeg
https://upload.wikimedia.org/wikipedia/commons/7/72/Minerals.jpg

Date:	2006-03-11	**por:**	Gap
Artista:	United States Geological Survey	**License:**	Public domain

[i54] - 004_002_003_image_sauerstoff.jpeg
https://upload.wikimedia.org/wikipedia/commons/4/4e/Tiratricol_3D_ball.png

Date:	2011-07-30	**por:**	Jynto
License:	CC0		

[i55] - 004_003_001_image_zwischenmahlzeit.jpeg
https://upload.wikimedia.org/wikipedia/commons/a/a1/Snack-Les-Super-Minis.png

Date:	2025-01-12	**por:**	DrewKllr
License:	CC0		

[i56] - 004_003_002_image_meeresfruechte.jpeg
https://upload.wikimedia.org/wikipedia/commons/4/45/Seafood_Linguine_%40_the_Caledonian_Hotel%2C_North_Adelaide_20240903-130351.jpg

Date:	2024-09-03	**por:**	RegionVisitor90
License:	CC0		

[i57] - 004_003_002_image_ernaehrungsplan.jpeg
https://upload.wikimedia.org/wikipedia/commons/a/a8/Taize-meal-new_cup.jpg

Date:	2006-04-17	**por:**	Steffen
Artista:	Myself	**License:**	Public domain

[i58] - 004_003_003_image_zutaten.jpeg
https://upload.wikimedia.org/wikipedia/commons/0/0f/Ingredients_of_a_tomato_sandwich.jpg

Date:	2024-07-17	**por:**	Valereee
License:	CC0		

[i59] - 004_003_003_image_vorratsbehaelter.jpeg
https://upload.wikimedia.org/wikipedia/commons/b/b4/FEMA_-_39207_-_Food_storage_containers_stacked_on_shipping_pallets_in_Texas.jpg

Date:	2008-10-10	**por:**	BotMultichillT
Artista:	Greg Henshall	**License:**	Public domain

[i60] - 005_001_001_image_kalorien.jpeg
https://upload.wikimedia.org/wikipedia/commons/9/9d/Energy_drink_and_fast_food_cheeseburger_calorie_comparison.jpg

Date:	Taken	**por:**	Slick-o-bot
License:	Public domain		

[i61] - 005_001_001_image_schnellrestaurant.jpeg
https://upload.wikimedia.org/wikipedia/commons/3/3e/Lunch_in_Starfish_Fast_Food_Restaurant.jpg

Date:	2021-08-23	**por:**	Onthewings
Artista:	Andy Li	**License:**	CC0

[i62] - 005_001_002_image_caterer.jpeg
https://upload.wikimedia.org/wikipedia/commons/f/f8/Catering_Osttrib%C3%BCne_Ostseestadion_Rostock_2024-08-03.jpg

Date:	2024-08-03	**por:**	KruegA
License:	CC0		

[i63] - 005_001_003_image_nuesse.jpeg
https://upload.wikimedia.org/wikipedia/commons/a/ae/Pecans%2C_hazelnuts%2C_walnuts%2C_almonds%2C_Brazil_nuts_on_a_table_with_logs_2.jpg

Date:	2016-12-22	**por:**	Baileynorwood
License:	CC0		

[i64] - 005_001_003_image_quinoa.jpeg
https://upload.wikimedia.org/wikipedia/commons/1/16/Bolivian_tricolor_quinoa_%282%29.jpg

Date:	2024-04-09	**por:**	Fumikas Sagisavas
License:	CC0		

[i65] - 005_001_003_image_kuehltasche.jpeg
https://upload.wikimedia.org/wikipedia/commons/6/64/WLM_in_Ukraine_2022_souvenirs_%E2%80%93_thermal_bag.jpg

Date:	2023-05-27	**por:**	AntonProtsiuk (WMUA)
Artista:	Anna Korbut	**License:**	CC0

[i66] - 005_001_003_image_vollkornbrot.jpeg
https://upload.wikimedia.org/wikipedia/commons/6/6d/Freshippo_whole_wheat_soft_bread.jpg

Date:	2024-07-01	**por:**	Fumikas Sagisavas
License:	CC0		

[i67] - 005_002_001_image_hypothalamus.jpeg
https://upload.wikimedia.org/wikipedia/commons/b/b6/Hypothalamus.jpg

Date:	2005-07-06	**por:**	Methoxyroxy~commonswiki
License:	Public domain		

[i68] - 005_002_002_image_tsh.jpeg
https://upload.wikimedia.org/wikipedia/commons/c/cc/Thyroide.jpg

Date:	9 May 2006	**por:**	File Upload Bot (Magnus Manske)
Artista:	Arnavaz	**License:**	Public domain

[i69] - 005_002_003_image_schichtarbeit.jpeg
https://upload.wikimedia.org/wikipedia/commons/6/61/GROUP_OF_MINERS_WAITING_TO_GO_TO_WORK_ON_THE_4_P.M._TO_MIDNIGHT_SHIFT_AT_THE_VIRGINIA-POCAHONTAS_COAL_COMPANY_MINE_%5E4..._-_NARA_-_556348.jpg

Date:	April	**por:**	Hohum
Artista:	NARA record: 8464440	**License:**	Public domain

[i70] - 005_003_001_image_serotonin.jpeg
https://upload.wikimedia.org/wikipedia/commons/f/fa/Serotonin-3D-vdW.png

Date:	2010-01-02	**por:**	Esquilo
License:	Public domain		

[i71] - 005_003_002_image_stress.jpeg
https://upload.wikimedia.org/wikipedia/commons/6/66/Stress_ball_manipulation.jpg

Date:	15 April 2006	**por:**	BotMultichill
Artista:	Kallemax	**License:**	Public domain

[i72] - 005_003_003_image_meditation.jpeg
https://upload.wikimedia.org/wikipedia/commons/0/00/Meditation_Focus_Point.jpg

Date:	2024-12-12	**por:**	Bondigoldwiki
License:	CC0		

[i73] - 005_003_003_image_verdauung.jpeg
https://upload.wikimedia.org/wikipedia/commons/8/8a/Subjects_of_a_Digestion_Study_-_NARA_-_5729291_%28page_1%29.jpg

Date:	1904	**por:**	US National Archives bot
Artista:	class="fn value"> Unknown authorUnknown author or not provided	**License:**	Public domain

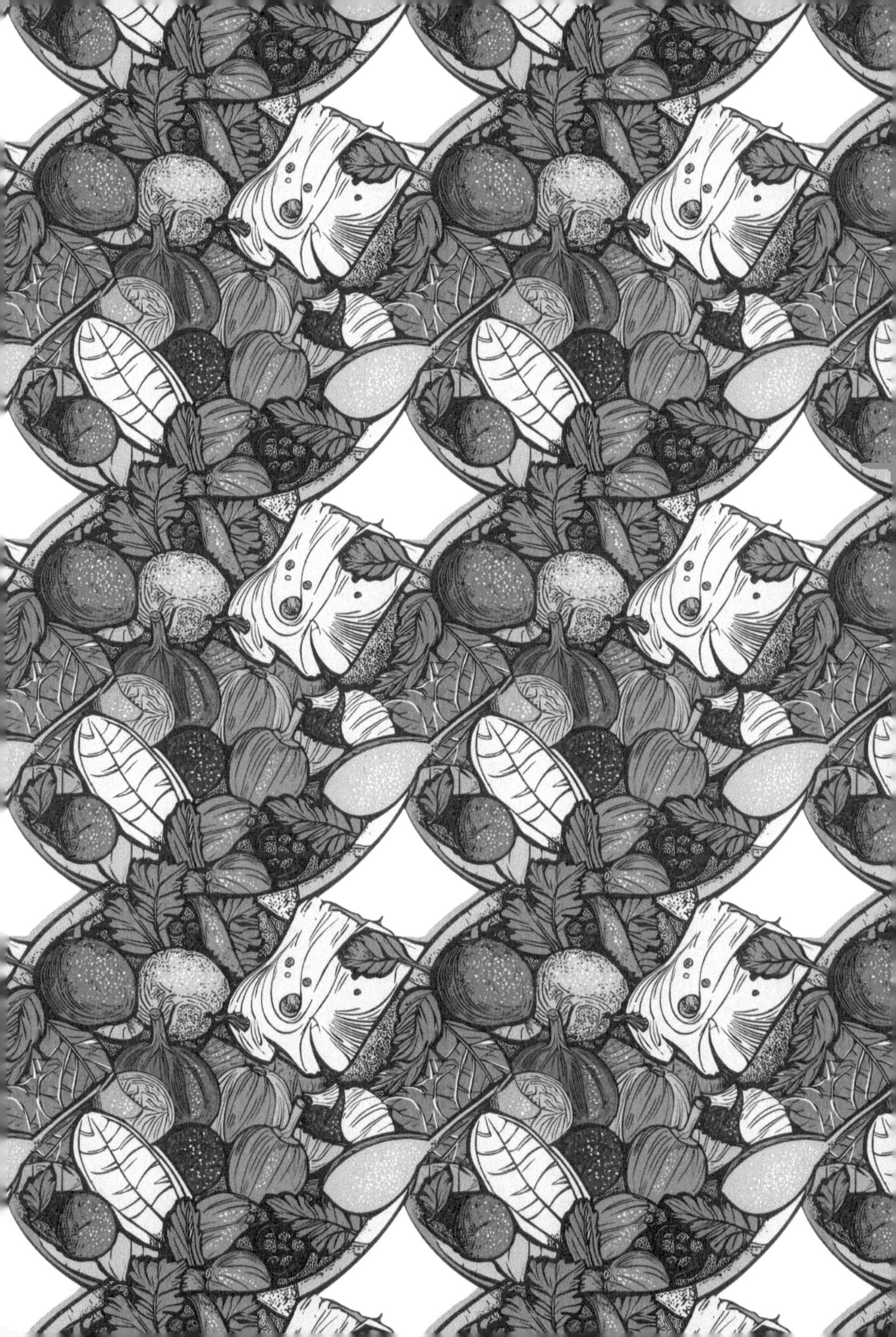

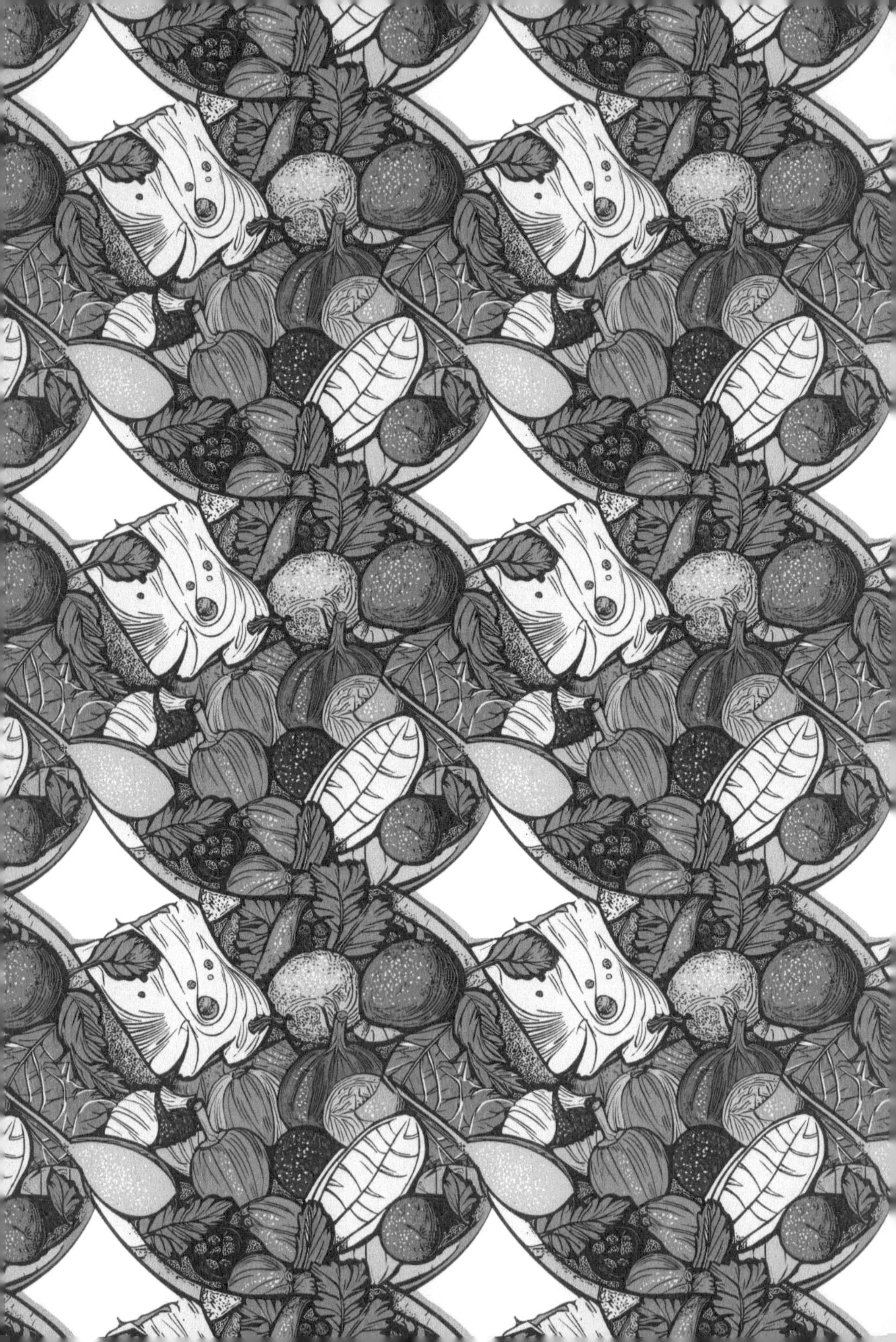

FSC
www.fsc.org
MIX
Papier | Fördert gute Waldnutzung
FSC® C083411

Kolibri 360 GmbH
Ferdinand-Jühlke-Straße 7
99095 Erfurt, Deutschland
produktsicherheit@kolibri360.de